产后康复乳腺按摩标准化教程

主 编 范 健 虞志艳

中华医学电子音像出版社
CHINESE MEDICAL MULTIMEDIA PRESS
北 京

图书在版编目（CIP）数据

产后康复乳腺按摩标准化教程 / 范健，虞志艳主编. —北京：中华医学电子音像出版社，2019.12

ISBN 978-7-83005-199-0

Ⅰ. ①产… Ⅱ. ①范… ②虞… Ⅲ. ①乳腺 - 按摩 - 教材 Ⅳ. ① R339.2

中国版本图书馆 CIP 数据核字（2019）第 275553 号

产后康复乳腺按摩标准化教程
CHANHOU KANGFU RUXIAN ANMO BIAOZHUNHUA JIAOCHENG

主　　编：范　健　虞志艳

策划编辑：史仲静　崔竹青青

责任编辑：崔竹青青

校　　对：张　娟

责任印刷：李振坤

出版发行：中华医学电子音像出版社

通信地址：北京市西城区东河沿街 69 号中华医学会 610 室

邮　　编：100052

E - mail：cma-cmc@cma.org.cn

购书热线：010-51322675

经　　销：新华书店

印　　刷：廊坊市团结印刷有限公司

开　　本：787 mm×1092 mm　1/16

印　　张：11.5

字　　数：300 千字

版　　次：2019 年 12 月第 1 版　2019 年 12 月第 1 次印刷

定　　价：168.00 元

内 容 提 要

本书汇集了国内外学者和编写团队关于产后康复学科的理论研究成果和实践经验，通过整合中国传统医学、产后康复学、物理治疗学、基础护理学等临床学科，结合临床乳腺按摩操作的实际情况，分别阐述了乳腺按摩应用解剖和生理学基础、乳腺按摩手法的基本要素和要求、乳腺按摩相关中医学基础理论、乳腺按摩基本手法和操作标准化流程、产后乳腺预防保健按摩及乳腺按摩临床评估和疗效判定等内容，旨在促进产后乳腺按摩康复技术的规范化、标准化，加强乳腺按摩康复专业技术人员的培养。本书可作为医院产后康复中心医护人员及乳腺按摩康复专业技术人员的培训教材，也可作为产后康复学科建设的参考用书。

编委会名单

主　编　范　健　虞志艳

副主编　顾娟芬　陈　香　华　联　朱永坚

编　委（按姓氏笔画为序）

尤玲英　过亚群　吕　亚　华勤雁　杨显旭　吴纯玉

沈　滢　张　莹　赵玉婷　胡　静　胡秋娟　黄艳君

鲁　华　虞新娟　颜小娜　颜悦蓉

前　言

　　孕产妇健康保健是卫生改革与发展的重要组成部分，是家庭发展的重要基础，是人民健康和社会和谐的重要保障，是社会文明进步的重要体现。

　　世界卫生组织（WHO）曾在母婴产后保健技术工作组（TWG）会议上强调要重视母婴产后保健，进一步完善孕产期保健范围，包括产前保健、正常分娩及产后时期的母婴保健康复。产妇哺乳不能得到正确的、系统的、主动的产后康复保健，发生产后泌乳问题的概率明显升高，如出现泌乳不足、产后乳汁淤积、急性乳腺炎、产后抑郁等状况，降低母乳喂养率，影响妇女产后的身心健康、正常生活和工作，甚至造成家庭关系紧张，影响婴儿的正常发育。为使产妇在分娩和哺乳后尽快恢复健康的身体和精神状态，更好地投入今后的生活和工作中，产妇需要尽早接受系统化、规范化的哺乳后乳腺康复保健服务与正确的康复指导。

　　国家卫健委高度重视产后保健的预防和治疗工作，先后印发的《孕产期保健工作管理办法》和《孕产期保健工作规范》通知中明确指出，孕产期保健包括孕前、孕期、分娩期、产褥期及产后康复各阶段的系统保健，为产后的保健服务和康复治疗发展指明了前进方向，为规范和监管产后康复市场奠定了基础。

　　编撰《产后康复乳腺按摩标准化教程》（以下简称《教程》）和创建乳腺按摩临床治疗标准化规程路径，旨在建立产后乳腺按摩康复的医疗质量标准、技术规范、服务流程、疗效评价体系，规范和引领蓬勃发展的市场；建立产后乳腺按摩康复学科医师和护理康复技师分级培训标准教案；建立健全乳腺按摩规范化培训基地标准、管理规范；开展科学研究，促进新兴学科的深化和发展。期待在规范与推动产后乳腺按摩专业技术人员分级培训，规范化基地建设，推广新技术、新理念，学科建设方面发挥重要作用。《教程》进一步明确医院产后康复中心乳腺按摩护理的临床医学专业性，从基础理论和临床诊疗上严格区别于人力资源和社会保障系统的保健按摩，杜绝医院内非医护人员从事非法执业的行为，确保病人权益和医疗安全。总之，国内妇幼保健和产后康复事业发展机遇是本书编写的内在动因；医院产后康复质量需要的乳腺按摩标准化、规范化操作是编写的临床要求；医院产后乳腺按摩规范化培训教材的迫切期盼是编写的责任担当；新兴学科产后乳腺按摩护理康复专业健康可持续发展是编写的现实需要。

　　产后乳腺按摩康复护理是形体、运动、康复、心理、营养、妇产、乳腺、中医、推拿等相关学科交叉融合发展起来的新兴学科。技术操作规范、流程、临床路径制定、服务质量、专业培训、适应证标准、安全措施、基地建设、学科发展等还需要进一步深入研究，需要建立健全行业治疗规范、服务标准、服务体系和管理制度。

　　《教程》汇集了国内外学者和编写团队的理论研究成果和实践经验，结合临床乳腺按摩操作的实际情况，特别强调《教程》对医院乳腺按摩临床工作指导的实用性和可操作性，并对基本手法、标准化流程、服务规范作了大胆探索和创新。旨在通过整合中医传统医学、产后康复学、物理治疗学、基础护理学等临床学科，建立乳腺按摩标准化手法护理操作规程和康复治疗方案，制定各种对应的标准化临床乳腺按摩手法护理操作路径，规范治疗操作前的有效沟通、知情同意和治疗前准备，系统规范临床乳腺按摩护理操作；《教程》经过多中心、大样本的临床验证，临床结果证实基础理论明晰，流程合理，体系完整，疗效确切，在提高疗效的同时保证康复治疗的安全性，减少临床差错和不良事件的发生率，确保在治疗安全的基础上取得最佳的治疗效果。衷心希望《教程》能为我国医院产后康复乳腺按摩临床诊疗、专业技术人员培训和学科建设贡献一份力量。

由于国内外均无参考范本，编写组初次编写此类规程，理论研究和临床经验积累尚欠成熟，推广实践的面和时限不够，写作驾驭能力有待提高，经验和水平有限，难免存在不足之处，还有很多局限性和有待商榷的问题。部分特殊病证路径还在多中心协作临床验证和完善中。编写组将继续努力，对产后乳腺按摩康复问题进行更为深入和系统地研究和思考，在今后的工作实践中对《教程》不断加以修正、提高、补充、完善。欢迎各位领导、专家和临床同仁批评指正。

范　健

2019 年 10 月

目　　录

第一章 概 论

中医推拿按摩与其他传统医学学科一样，有着悠久的历史渊源。在远古时代，人类因自卫或狩猎造成外伤时，都会出于本能由自己或同伴搓摩、按揉不适部位以治疗外伤，减轻伤痛。经过长时间的实践和不断的总结，这种自发的本能行为逐渐发展成自觉的医疗行为，形成了最古老的推拿按摩疗法。战国至秦汉时期的《黄帝内经》对按摩进行理论总结，使其成为一门学科。《黄帝内经》不仅列举了用按摩治病的病证，而且对按摩的治疗效果也做了理论上的说明。有的治疗效果是"按之无益"，有的"按之痛止"。之所以能"按之痛止"，是由于"按之则气血散，故按之痛止""按之则热气至，热气至则痛止"。由此可见，《黄帝内经》对按摩治病，已开始从理论上进行总结。我国的脊柱手法早在春秋战国时期的《引书》中就已详细记载。古代从晋唐开始将手法医学称为"按摩"，成为一门有民族特色的中医学科，其中包含许多民间推拿按摩的技术和方法，如马王堆汉墓出土的《导引图》中的捶背、抚胸、搓腰、揉膝等手法。隋唐时期，按摩在医疗上得到广泛应用，成为中医学的重要组成部分。《唐六典》认为，按摩可除"八疾"，即风、寒、暑、湿、饥、饱、劳、逸，并说"凡人肢节，脏腑积而疾生，宜导而宣之，使内疾不留，外疾不入"。在太医署中设有按摩博士、按摩师、按摩工，并明文规定，按摩博士以"消息导引之法"传授按摩术。与此同时，按摩开始应用于肢体损伤的治疗。明代医籍出现用"推拿"描述手法治疗术，通常用于外伤劳损和儿科。明代是推拿按摩发展的又一盛世，推拿学得到了较全面的总结、创新和发展，除政府重视设专科外，小儿推拿专著的问世和小儿推拿独特体系的形成是这一时期推拿按摩发展的重要标志。明隆庆五年（公元1571），太医院撤销按摩科，手法医学进入低谷。"推拿"一词出现于按摩科刚刚被取消之际，从主要治疗成人到专门治疗小儿，由"按摩"改称"推拿"，是一种不得已而为之的变通做法。按摩科的取消，使我国脊柱手法失去了发展的先机，而西方的脊柱推拿术在这一时期以后开始发展兴盛。据史书记载，古丝绸之路通西域，将中国汉代推拿按摩疗法传到西方。至今英文推拿 Chiro-Pracfic 一词前缀系"手"，后为"实践"的意思，医学辞典译为"手医"。国际上"tuina"是中医手法医学推拿的中文音译，特指中医推拿，而"massage"在英文中暗指异性按摩。清代太医院虽未设推拿科，但推拿学在小儿、骨伤、内科、五官推拿及膏（药）摩的应用以及流派形成上取得了很大成就。清朝末期出现按摩术和推拿术称谓，在实际应用命名时出现重叠混淆，并且出现了地域差异，北方多称按摩，南方多称推拿。一直延续到民国时期并出现地域性特征。综上所述，推拿按摩疗法起源于民间，自殷商成为宫廷医学的一个重要组成部分，至秦汉发展成为一门中医学科。此后，在历代的发展中不断从民间汲取新的手法和医疗保健经验，经历代医家的不断总结、创新和完善，形成了一门跨学科的中医临床专业。而推拿按摩学的发展，又推动了民间推拿按摩疗法的不断创新和成长，并成为民间推拿按摩疗法坚实的理论基础。由此可见，中医推拿按摩学科与民间推拿按摩疗法的发展，相辅相成，相互为用。

长期以来，推拿治疗一直是医院传统中医外科的重要组成部分。到 20 世纪 90 年代，随着国家不断推动和强化传统中医的发展建设，推拿疗法在理论和实践方面有了长足进步。尤其近年来市场需求和学科发展要求的变化，推拿在小儿治疗和产后康复治疗范畴出现快速拓展，新增了许多学科分支。为适应社会认同的习惯性，"推拿"与"按摩"的概念和称谓出现混淆，医院专科康复治疗出现了"婴幼儿按摩""乳腺按摩"的称谓。从治疗的理论基础、目的、手法、方案出发，医院康复专业的推拿按摩疗法的内涵包括中医内科学、中医儿科学、中医乳病学、中医骨伤科学、针灸学、中医养生康复学的相关内容。虽然称谓不同，但均属中国传统临床医学范畴。由于中国传统文化对中医学实践技术和理论建构选择性的模塑作用，中医学没有走西方自然科学的理论、实践和教学路径，但临床实际操作却仍具有自然科学属性和特征。较之中医学其他学科而言，推拿按摩是一种实践很强的操作技术，其在与现代医学结合时有先天的优势。随着人们对传统医学认识的转变，原来深藏在历史中的中国传统推拿按摩术的宝贵经验会被重新诠释。

现代按摩推拿学的概念，是指在中医学和现代医学理论的指导下，阐述和研究运用手法和功法预防治疗疾病的方法、规律和原理的一门临床医学学科。1993 年，原国家卫生部根据《中华人民共和国国家标准·学科分类与代码》把按摩推拿术正式定名为按摩推拿学，简称推拿学，并成立"中华中医药学会推拿学会"。20 世纪 90 年代后，商业服务性"保健按摩"逐渐兴起。1999 年，国家劳动和社会保障部根据《中华人民共和国职业分类大典》把用于商业行为的手法操作当作一种劳动技能命名为"保健按摩"，简称按摩，操作者被称为保健按摩师，由劳动行政部门考核后颁发相应的资质证书。

医院产后乳腺康复属临床医学治疗方法的范畴，而乳腺按摩是临床产后康复治疗方法的重要组成部分，是产后泌乳问题的重要治疗手段，医院临床产后乳腺康复习惯和沿用"按摩"，但其实质是临床医学推拿的专业技术分支，与人力资源和社会保障系统服务性质的保健按摩技术有本质上的区别。市场非临床医学培训体系提出将手法按摩操作命名为乳腺疏通，而医学临床康复护理的乳腺手法按摩治疗范畴并非局限于疏通，涉及预防保健和缺乳、产后生理性乳胀、急性乳腺炎的治疗等。基本操作手法种类更为多样，治疗目的和路径覆盖范围更广。现今将临床乳腺康复治疗手法命名为"按摩"的原因为：临床乳腺手法护理治疗长期以来一直沿用按摩称谓，已得到市场和民众广泛认同，体现了社会认同的习惯性；按摩称谓历史久远，体现了历史发展的继承性；按摩包括的服务内涵是临床乳腺手法护理治疗的重要组成，体现了手法按摩治疗本身的服务性。因此，医院临床乳腺按摩的命名兼顾了习惯、传统和服务的需要。

目前国内美容康复市场或"某某泌乳师"（国外非医疗专业）乳腺按摩的评判标准绝大多数根据手法操作后患者的"舒适感"而定，而医院产后乳腺康复按摩护理急需改变这种状况，应在确保疗效、解除病患的基础上兼顾舒适感。需要建立统一、规范的基本手法，标准化规程，使操作者尽快掌握手法操作的真正要领，做到"一旦临证，机触于外，巧生于内，手随心转，法从手出"，将临床治疗效果作为最根本的目标。

随着科技和医疗的进步，民众对自身健康更加关心，对无创、无毒副作用医疗的需求不断提升，希望医疗手段能回归本源、回归自然、返璞归真。中医推拿按摩以其独特的治疗手段，显著的疗效，无毒副作用的优点，被越来越多的人所接受，在国际上逐渐受到重视。根据世界卫生组织统计资料，目前全球有 103 个会员国承认针灸推拿疗法。世界卫生组织发表《2014—2023 年传统医学战略》，制定了四项未来十年的主要发展目标，包括呼吁全球各国将传统医药纳入国家卫生保健系统，协助各国传统医学发展并统合现有医疗体系；提升传统医药的安全性与有效性，制定标准以管控质量；以传统医学简、便、廉、验的优势促进在各地的覆盖率；改善传统医药技术服务的水平；向民众适当宣传传统医药的正确使用方法。世界卫生组织的倡导是传统医药向国际发展的有力支持。

在 1549 年以前就有推拿之名词应用于临床诊治，迄今广泛传播于国内外的医药学界，逐渐得到重视和研究，在临床科研、养生防治、康复治疗、健体强身诸方面走向世界，安全有效、方便廉价、易于推广、普及性高是传统医学得以广泛传播植入的原因，尤其以中医针灸、推拿为代表的经历了数千年积累的传统治疗手段更受到青睐。简、便、廉、验是我国推拿按摩传统医学的最佳优势，中国传统推拿按摩与现代医学结合将产生一个生机焕发的崭新学科。

从鸦片战争到新中国成立前，临床推拿按摩和中医的其他学科一样备受摧残，从事此项专业的人员日益减少，逐渐衰落。新中国极为重视推拿按摩学的发展，提倡继承和发扬中医推拿按摩学这一宝贵文化遗产，恢复了推拿按摩专业的学术地位，推拿按摩和中医的其他学科一样获得了新生，推拿按摩学在人民卫生保健事业中越来越多地发挥了其应有的作用。在中华民族几千年的中医药发展史中形成了许多独具特色的中医推拿按摩学流派，不仅促进中医理论的不断完善和临床疗效的提高，也推动了中医学术的传承与发展。中医传承包括传与承两个层面。传为传递、传授，体现了前人对后辈的传道、授业、解惑；承为继承，接纳，即后辈对知识及技术进行承接、吸收、运化，将前人的思想技术转化为自身的本领。中医中的传承包括对核心理念思想的传承及中医学人文精神的传承，包括医术、医理、医道三个内容。传承是构成传统中医的核心，正因为有了这一核心，才有世代相传的传承，才使得传统中医源远流长。传承既是中医学术发展的动力，又是人才培养的摇篮。

当代中医推拿学研究者将中国古代推拿按摩学说中的脏腑经络穴位理论与现代医学的生理学、组织解剖学及血流动力学结合进行研究和机制阐释。试图在中医学整体观系统论与现代医学神经反射和体液调节中寻找突破，并依据现代生物信息理论提出了推拿改变系统内能、调节生物信息的作用原理。简单解释就是，推拿作用力是一种能量传导，有研究已经证明，针灸治疗的生物能可以改变调整相关人体基因信息。可以看出，能量传递与中医经络体系及整体观念的关联似乎与中医学中气血运行的理论有较高的相似度，为古老的中医推拿按摩技法的理论研究指出了方向。如何才能开拓中医推拿按摩的现代化之路，也许可以从西方近现代推拿按摩发展中寻找方向。

19世纪末，由美国人Daniel David Palmer创立的整脊疗法中，可以看到与中国推拿按摩术相似的方法与理念。其最初的哲学思想包含活力论（vitalism）、灵性（spiritualism）与自然主义（naturalism）等学说。整脊疗法的基础概念为强调恢复人体自身的修复能力，有别于西方主流医学应用针剂、药物与手术等介入性治疗法。整脊疗法在短短不到200年间迅速成长，是被世界卫生组织所认可的一种替代性疗法。分析其快速发展的原因，是在现代西方主流医学的文化背景影响之下，整脊疗法学说相较于其他国家的传统疗法更早期接受现代化、科学化的研究。尽管整脊疗法理论的起始也奠基于哲学思想，但其部分门派却能接受近几十年来以证据为优先导向的循证医学主流研究方法，果断摒除现代科学法不能验证的理论。在推广宣传整脊疗法时，也能出示相关论文以佐证其疗效，使民众更能够接受。完善的训练制度与标准化流程也是促成整脊疗法成功的因素。专业的临床知识与操作手法要求给患者提供更安全的就医环境。虽然临床治疗仍是依照患者个体的不同而有不一样的治疗方式，但整体而言对于治疗手法的认识和思维皆有一定的标准水平。值得注意的是，虽然整脊疗法依着现代医学的脚步进行大量的循证医学试验，但在系统性文献回顾之下可以发现部分试验质量不佳，存在相当多的研究误差，多篇系统性文献回顾的结论不一致。提醒我们，若中国传统医学要在国际上获得认可，势必拿出严谨的试验方案、科学的实验方法、可靠的实验数据，多中心、大样本的临床验证，得出科学的结论。应该注意的是，科学化并不等于西医化，盲目应用西方医学的研究方法和标准，照搬西医学的"科学角度"解释中医推拿按摩的理论，既难以展现以中医学理论为基础的产后乳腺康复护理的自身特色和优势，还可能因本身传统和服务内涵不同，出现文化背景的差异，制约我国乳腺康复按摩手法的发展，影响其走向国际及在学术界的竞争力。科学化的认证，是依照循证医学路径，以系统性的方法进行大样本、多中心的研究，遵循传统中医理论和规律，应用现代实验的科学方法，用严谨的临床对照试验验证假设，运用统计学排除偏差去获得客观的临床结论。

在美国，已建立完善的整脊疗法医师教育体制，且培训、训练流程标准化。脊骨神经医学教育委员会（council on chiropractic education，CCE）负责认证美国国内训练整脊疗法医师的教育机构与教学方案，是美国教育部认可的机构。学员需要接受大学的基本学科教育2年后，进入经美国脊骨神经医学教育委员会认证的专门学校学习4年，接受基础理论与临床训练，然后通过委员会举办的考试获得证照，考试内容包含笔试与模拟病患临床考试，方能成为整脊疗法医师。完整严格的培养体系值得借鉴。

如何将临床乳腺推拿按摩学与西方现代临床推拿按摩结合，以达到推动乳腺康复治疗科学发展的目的，应该从培养合格的专业技术队伍基本点出发，建立培养体系，编写规范化培训教材，更新培训方法和内容，从而提高医院临床乳腺按摩从业人员专业技能。我国推拿临床乳腺按摩专业人员基数较大，一方面源于社会需求量多，另一方面源于对专业人员技能和资质要求偏低。总体人员数量较大与专业高水平人员数量较少形成了反差。由于高水平乳腺按摩人才受培养周期长，社会地位、社会回报率低等原因的制约，目前产后康复乳腺按摩专业难以出现像针灸学科一样的人才储备。在教学培训内容上，产后康复缺乏统一正规的教材，在临床治疗中，乳腺按摩更是缺少统一的标准化路径、规程和手法技能。在手法操作方面，西方现代临床推拿按摩手法虽远不如我国传统中医学丰富，但其教材更重视讲述用力的技巧与原理，配合清晰的空间解剖图谱，明确的诊断，规范的治疗方案，缩短了教学与实践的距离。教学规范化要抓好学历教育与继续教育，提高专业从业人员的学历，注重推拿按摩硕士研究生和博士研究生的培养，提高推拿按摩从业人员的素质，已成为当今医院产后乳腺康复专业提高临床诊疗水平，培养专业人才队伍非常迫切的任务。

产后康复乳腺按摩并非简单的手工操作，要真正掌握推拿按摩的治疗内涵，必须了解掌握各种乳腺疾病的病因、发病机制、分型分类、治疗原则和治疗方案，整合中西医治疗的优势，将各种治疗方法中合理的内核融合到乳腺按摩手法中去。不断创新拓展，以提高疗效。

经历了100多年的发展，西方整脊疗法已经与现代医学相融合，西方现代临床推拿按摩与解剖学、治疗学相结合，形成了较为完善的学科体系。与中国推拿按摩术的悠久历史相比，西方现代临床推拿按摩实践的时间短了许多，治疗手段与治疗病种也远不及中医推拿丰富。借鉴西方整脊疗法的发展历程，将中医推拿按摩所主治的不同组织系统疾病作为方向进行现代化研究，更具有现实意义。中医推拿按摩学科发展至今日，完善和强化推拿按摩理论体系的任务，已经摆到专业工作者面前。我们决不能满足于"以指代针"的理论推测，也不能照搬其他学科现成的理论体系，而应该在科研突破和临床发展的同时，逐步完善和强化推拿按摩理论体系。目前还有众多的推拿理论问题有待于解决，如推拿手法体系问题，推拿的特定穴位和特定部位问题，推拿的机制问题，中医特色的器官和组织推拿理论问题，中医手法诊断理论，操作规程，中医推拿辨证施治理论等。以史为镜，温故知新。推拿按摩学科的发展必须在科学化、理论化、规范化方面作出不懈的努力。要重视基础研究，要多学科研究推拿按摩，与生物力学、人体工效学、人体工程学等其他学科协同研究推拿按摩，力争在推拿按摩的基础研究上取得突破。加强与其他临床学科的合作，推拿按摩界要主动与其他医学学科合作，主动地渗透到临床各科中去，运用推拿按摩手法的特长，扎扎实实地解决其他学科中难以治疗或副作用较大的疾病。扬弃糟粕，要批判性地剔除推拿按摩中的不科学、不合理成分，如暴力手法、无目的性的危险手法及一些过时陈旧的理论观点，勇于自我批判、自我否定，以保持学科得以持续发展的动力。要制定系列常见病证和基层适宜病证的推拿按摩治疗操作规范，普惠民众，提高疗效，争取社会和医学其他临床学科认可。推拿按摩治疗手法规范化极为重要，要开展按摩手法规范化研究，打破目前手法分类混乱、称谓众多的局面，做到按摩基本手法命名标准化。手法操作的客观参数要在科研的基础上逐渐量化和标准化。管理要规范化，完善推拿按摩专业人员的学历资格管理，制定各级医院对专业医生、护士学历的要求标准，完善推拿医生、护士的执业医师、护士资格制度，严格划分临床治疗与养生保健的界限。因此，需要弘扬我国中医学的丰富内涵，结合现代医学的方法学优势，制定产后各种泌乳问题按摩康复治疗的诊断标准、分类标准、服务流程、技术规范；建立针对性标准化、规范化的手法规程与路径；制定统一的疗效判定标准，保证按摩操作的统一性、规范性和连贯性，整合中西医乳腺推拿按摩治疗手段优势，提高临床乳腺按摩保健和康复治疗效果，促进产后康复学科健康可持续发展。

第二章　乳腺按摩应用解剖和生理学基础

第一节　乳腺按摩应用解剖学

乳腺来源于外胚层，在1个月龄胚胎上，左右腋窝至腹股沟中点的腋股线上，出现了两排对称的"乳房嵴突"，它构成了乳房的轮廓。人类的乳腺仅来自第4对芽状组织。其他的芽状组织逐渐消失，如果不消失即形成出生以后的副乳（图2-1）。

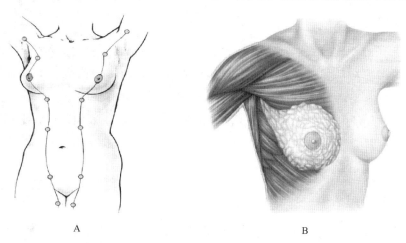

图 2-1　乳房嵴突体表位置图

注：A. 腋股线　B. 乳腺

成年女性乳房位于前胸壁胸大肌和胸肌筋膜的表面，上起第2～3肋，下至第6～7肋，左右基本对称，内至胸骨旁线，外侧可达腋中线。内侧2/3位于胸大肌之前，外侧1/3位于前锯肌表面，内侧与下部位于腹外斜肌与腹直肌筋膜表面。95%乳房在外上方存在一狭长的乳腺组织，突出伸向腋窝，称为乳房尾部，又称腋尾部乳腺（Spence腋尾）。乳房尾部使乳房与腋部的连续自然，乳腺按摩和康复治疗时应包括腋尾部，以保证治疗的完整性。

乳房微微自然向外倾，乳头一般平第4肋间隙或第5肋水平（约上臂1/2处），双侧对称，略指向外下方。胸骨上凹和两个乳头三点连接呈等腰三角形，两乳头间距18～26 cm。乳头直径为0.8～1.5 cm。胸骨上切迹至乳头的距离一般为18～24 cm，平卧位时升高2～3 cm。乳房下皱襞至乳头的距离为5～7 cm，平均6 cm。乳头表面有许多小窝，为输乳管开口。乳头的皮肤较薄弱，易于损伤。乳头周围皮肤有明显的色素沉着环形区，称为乳晕。乳晕的直径为3.5～4.5 cm，色泽各异，青春期乳晕呈玫瑰红色，妊娠期、哺乳期色素沉着，色泽变深，呈深褐色。乳房部的皮肤在腺体周围较厚，在乳头、乳晕处较薄，有时可透过皮肤看到皮下浅静脉。

一、乳头

乳头是乳房表面正中的一个圆锥形突起，多位于第4肋间隙平面，内含丰富的毛细血管。乳头表面的皮肤为无毛型，但散在有皮脂腺，直接开口于皮肤。乳头内部主要由胶原性致密结缔组织组成，也含有较多的弹性纤维并伸延至乳晕部，使乳头和乳晕部的皮肤有较大弹性。乳头内的结缔组织中有较多的平滑肌纤维，呈环形或放射状走行，环绕输乳管或平行于输乳管。当受到寒冷、触摸或感情刺激时，平滑肌收缩，致使乳头勃起，乳晕皱缩。乳头内穿行着15～25条输乳管，其末端开口于乳头顶端的乳头孔。在邻近开口处，输乳管膨大，称输乳窦。

二、乳晕

乳晕是乳头周围的一个环形区域。未孕成年女性的乳晕呈浅红色，妊娠后色素沉着而变为棕褐色。乳晕深面的结缔组织内有输乳管膨大而形成的输乳窦，还有汗腺、皮脂腺和乳晕腺。乳晕部皮肤有毛发和腺体，腺体有汗腺、皮脂腺。其皮脂腺又称乳晕腺。乳晕内皮脂腺浅而大，呈小结节状隆起于皮肤表面，可分泌脂状物，具有保护皮肤、润滑乳头及婴儿口唇的作用。该腺于妊娠、哺乳期变大，称为蒙哥马利（Montogomery）腺。

三、乳腺组织结构

乳腺是一种管泡状腺，由管泡状的腺组织（实质）、围绕腺组织的纤维结缔组织（间质）及小叶间脂肪组织组成。乳腺的实质被结缔组织分隔为15～25个乳腺叶，每个乳腺叶就是一个独立的腺，有一条独立的输乳管开口于乳头孔。乳腺叶呈锥形或不规则形，以乳头为中心呈放射状排列。每个乳腺叶又由结缔组织分隔成许多乳腺小叶。

乳腺是特殊分化了的汗腺类型皮脂腺。乳房由皮肤、纤维组织、脂肪组织和腺体组织构成，含有丰富的血管、神经和淋巴管，同时还有与之关系密切的邻近组织，如肌肉、筋膜、腋窝组织等。乳房内的脂肪组织主要位于皮下，但不形成完整的囊，有纤维组织隔嵌入乳腺叶之间。乳腺位于皮下浅筋膜的表层与深层之间，通过结缔组织束固定其位置。乳腺下面是深胸筋膜，覆盖着胸大肌大部和前锯肌。乳腺周围的纤维组织向深面发出小的纤维束连于胸筋膜上，乳腺表面的纤维组织也发出小的纤维束连于皮肤和乳头，乳房上部的这些纤维束更为发达。这些起支持作用和固定乳房位置的纤维结缔组织称为"乳房悬韧带"或"Cooper韧带"。悬韧带将乳腺腺体固定在胸部的皮下组织之中。

乳腺组织由输乳管、乳腺小叶及腺泡组成，其内部结构犹如一棵小树的根系。乳房腺体由15～20个腺叶组成，每一腺叶分成若干个腺小叶，每一腺小叶又由10～100个腺泡或管状囊状分泌小体组成。这些腺泡紧密排列在小乳管周围，腺泡的开口与小乳管相连。多个小乳管汇集成小叶间乳管，多个小叶间乳管再进一步汇集成一根整个腺叶的乳腺导管，又名"输乳管"。输乳管15～20根，以乳头为中心呈放射状排列，汇集于乳晕，开口于乳头的称为"输乳孔"。输乳管在乳头处较为狭窄，继之膨大为壶腹，称为输乳管窦，有储存乳汁的作用。成人乳腺每一个乳管系统组成一个乳腺叶，腺叶之间隔以丰富的脂肪结缔组织，称为叶间结缔组织。每一区段的引流导管直径为2 mm，乳晕下乳窦直径为5～8 mm，腺泡平均直径为44.8 μm，为乳腺的分泌部。乳晕下是主输乳管集中区，乳腺按摩时要注意避免损伤放射状排列的主输乳管。

非下垂乳房的乳头位于第4肋间隙，含有丰富的感觉神经末梢。婴儿吸吮时可产生射乳反射，当乳头皲裂时疼痛剧烈。皮脂腺和汗腺是显露的，没有毛囊。皮脂腺聚集于输乳窦开口的四周，起滑润乳头的作用。乳头表面覆盖复层鳞状角质上皮，上皮层很薄。乳头由致密的结缔组织及平滑肌组成。平滑肌环形或放射状排列，当有机械刺激时，平滑肌收缩，可使乳头勃起，并挤压导管及输乳窦排出其内容物，有利于哺乳。

除以上结构外，乳房还分布着丰富的血管、淋巴管及神经，对乳腺起到营养及维持新陈代谢的作用，并对调节乳腺功能具有重要意义。

四、乳房神经支配

乳房的神经支配主要来自躯体感觉神经和与血管相伴随的自主神经。一般而言，乳头和乳晕富含躯体感觉神经，而乳腺实质主要由自主神经支配，仅为交感神经，已经证实乳腺中没有副交感神经活性。详细的组织学研究并未显示任何直接与乳腺小管细胞或肌上皮细胞相连接的神经末端，提示分泌和射乳的主要控制机制是体液机制而非神经机制。乳晕上皮的神经支配较贫乏，故轻触觉不敏感，而乳头和输乳管有丰富的神经支配。了解此种特点，可指导乳晕区的按摩操作。丰富的乳头神经支配被公认为是吸吮反射的基础，吸吮反射通过吸吮时的神经传入通路引起腺垂体催乳素和神经垂体催产素的快速释放。

乳房上方的躯体感觉通过锁骨上神经（C3，C4）支配，外侧由胸肋间神经的外侧支（第3到第4）支配。乳腺内侧部分受胸肋间神经前支的支配，该神经支穿过胸大肌到达乳房皮肤。乳房外上象限的主要神经支配来自肋间臂神经（C8，T1），当其经过腋窝时分出一支到达乳腺的大分支。乳晕下神经丛在外侧接受来自第3到第5肋间神经的分支，在内侧接受来自第2到第5肋间神经的分支。这种神经支配变异很大，在同一名患者的两侧就有可能存在差异，但多数神经支配来自第3和第4肋间神经。

第二节　乳腺按摩生理学基础

一、妊娠期乳房变化

乳腺的发育是由于多种激素的协同作用，其中主要的激素有雌激素、孕激素、腺垂体的催乳素和胎盘的催乳素。雌激素刺激输乳管增生，分支增多。孕激素是在雌激素的协同作用下，促使腺泡增长。此外，在妊娠期，雌激素和孕激素还协同抑制泌乳。妊娠胎盘也产生雌激素，所以雌激素增多，雌激素促进腺垂体释放催乳素，催乳素又促使黄体分泌孕激素，促使腺泡增生。腺垂体至少有 5 种激素参与了妊娠后期乳腺的充分发育，使乳腺发育到泌乳前期，这些激素是促性腺激素，包括促卵泡激素、促黄体生成激素、催乳素、生长激素、促肾上腺皮质激素和促甲状腺激素，是一个较为复杂的内分泌体系。在妊娠期，乳房内腺体得到充分发育生长，而脂肪和结缔组织则大为减少，尽管此时乳房增长很大，但乳汁的分泌现象要到妊娠后期才能出现。乳房内部结构经过妊娠早期、中期、晚期的不断发育，外形上乳房逐渐充血、增大，皮下静脉曲张，乳头增大，乳晕扩散，色素增多。当乳腺发育成熟后，乳腺分泌部的上皮细胞开始产生乳汁，乳腺腺管和腺泡普遍扩张，内储乳汁。此时红外线检查透光度明显降低。在妊娠最后 3 个月乳腺分泌活动明显增强，腺泡腔内出现大量分泌物，有时会从乳头排出淡黄色黏稠的分泌物，这种分泌物与哺乳时的乳汁相比，含脂肪和乳糖较少，含蛋白成分较多，特别是乳蛋白和抗体蛋白。乳腺小叶内和小叶间的结缔组织进一步减少，而血管则进一步增多。此时的腺细胞较静止期的腺细胞增大近 2 倍，腺泡腔也明显扩大，乳腺小叶显著增大，整个乳房也明显增大。由此可见，妊娠期乳腺在多种激素的作用下，结构和功能发生很大的变化（表 2-1）。实验证明，生长激素、催乳素和肾上腺皮质激素等均与妊娠期乳腺的发育相关，胎盘分泌的雌激素、孕激素、胎盘催乳素等也与妊娠期乳腺的发育密切相关。

表 2-1　妊娠期乳房的改变

孕周（周）	改变
0	乳房静止期质量约 200 g
1～4	小管萌芽，小叶形成
5～8	乳房增大，血管充血，乳晕色素沉着，优势小叶形成
12	含单层上皮细胞的大腺泡，初乳开始形成
>20	腺泡扩张，初乳形成，新生毛细血管形成，肌上皮细胞肥大
足月	乳房血流增加 180%，质量约 400 g，乳腺泡细胞中脂肪滴积聚

二、哺乳期乳房变化

腺垂体分泌的催乳素对乳汁开始分泌和维持分泌是必需的。分娩后，雌激素和孕激素相对比例下降，血中处于低浓度，反过来刺激腺垂体分泌催乳素的量增加，肾上腺皮质激素也是促乳的最主要激素。哺乳期乳腺的功能是分泌和储存乳汁，乳腺分泌部的上皮细胞分泌乳汁，而腺泡、泡腔和输乳管中则潴留乳汁。妊娠 6 个月后，由于乳腺腺泡和导管内蓄积分泌物以及乳腺组织特别是分泌部增生，乳房明显增大。随着分泌活动增强和分泌物增多，分泌物开始从乳头排出，这种分泌物称初乳，内含脂滴、乳蛋白、乳糖、免疫球蛋白等，其中还有一些吞噬了脂肪颗粒的巨噬细胞，即初乳小体。但一般认为，从分娩到产后7天的乳汁为初乳，量少，但含有大量抗体；7～14天为过渡乳；14天以上为成熟乳。产后因胎盘分泌的孕激素在血中浓度突然下降，受其抑制的催乳素水平急剧上升，而开始大量泌乳。加之婴儿的吮吸对乳头的刺激作用，泌乳可持续9～12个月。经产妇排放初乳的时间比初产妇早，分娩后3天内的初乳分泌量即大增，3天后开始分泌正常乳汁。初乳较成熟乳汁含有更多的蛋白质和较少的脂肪，还有细胞碎片、脱落的完整细胞和初乳小体。

哺乳中婴儿吮吸乳汁时，乳腺即停止分泌活动，乳汁是在哺乳的间隔期分泌和蓄积的。因此，应该养成规律喂奶的习惯，以利乳汁的分泌。如果哺乳次数过频，时间过长，就会影响乳腺的分泌活动。哺乳期乳腺的分泌活动受神经和内分泌的调节，并受婴儿吮吸和乳汁排放的影响。腺垂体分泌催乳素，其主要作用是刺激乳腺的分泌活动。

分娩是妊娠过程的终结，随着胎儿和胎盘的娩出，母体也发生若干相应的变化。胎盘在妊娠期间分泌多种激素，这些激素直接或通过反馈机制间接作用于母体，使母体发生与妊娠过程相应的一系列变化。胎盘娩出后，母体失去胎盘激素的调节作用，腺垂体分泌催乳素增多，使乳腺开始哺乳性分泌。另外，在哺乳期间，婴儿的吮吸动作刺激乳头，产生的神经冲动可抑制下丘脑催乳素抑制激素的分泌，从而解除了下丘脑对腺垂体催乳素合成和分泌活动的抑制作用，致使催乳素分泌增多，乳腺分泌增强。可见，婴儿的吮吸可促进乳腺的分泌。在哺乳的间歇期，乳腺分泌的乳汁储存在腺泡腔和导管内。当婴儿开始吮吸时，兴奋传至下丘脑的室旁核，核内的神经内分泌细胞的轴突在神经垂体内释放催产素，引起乳腺腺泡和导管上的肌上皮细胞收缩，乳汁从腺泡腔和导管中排出。此反射活动称排乳反射。在哺乳时乳腺内的乳汁完全排空，有助于乳腺分泌活动的维持和增强，这不仅是因为乳汁排空可刺激催乳素的分泌，而且也机械性地促进腺上皮细胞的分泌活动。可见，定时哺乳和排空乳汁对维持乳腺的正常分泌和促进乳腺分泌更多的乳汁有重要作用。

如果按时给婴儿喂奶并且每次喂奶都能排空，则乳腺的分泌活动可维持数月甚至几年。如果哺乳不规律，不排空，乳汁的分泌就会逐渐减少。当停止哺乳即断奶后，乳腺停止分泌活动，乳腺结构也发生变化，逐渐恢复到妊娠前的状态。断奶后，绝大多数腺泡逐渐退化并被吸收，只有少数腺泡保留下来，乳腺小叶变小，小叶间和小叶内的结缔组织和脂肪组织增多。断奶后乳头不再受吮吸刺激，腺泡不能排空，催乳素锐减，腺体停止分泌。

三、哺乳后乳房复旧

哺乳后乳房复旧由断奶开始，由局部机械性因素导致腺泡扩张和毛细血管堵塞而促发。单层分泌性腺泡细胞退化并再次形成静止期乳腺双层上皮细胞的特征。细胞死亡和组织细胞侵蚀腺泡的细胞吞噬作用促进了这个过程。另一个特征是淋巴细胞浸润，但是结缔组织的退化是有限的。尽管分支腺泡结构在数量上减少了，但是小管结构基本上保持完整。这是哺乳后乳房复旧和绝经后退化的本质区别，后者小叶和小管的数量都有所减少。尽管在大部分经产女性哺乳后乳腺中管腔内的分泌仍持续存在，并可从乳头抽吸或挤出乳汁，但乳腺导管已经缩小。目前在啮齿类动物中开展了大量研究来确定引起哺乳后乳房显著复旧过程的特定激素、生化物质和机制，最终将揭示人类乳房复旧的复杂过程。

四、泌乳机制

新生儿吮吸刺激乳头神经，神经冲动沿脊神经传入脊髓和下丘脑，作用于垂体，使其腺垂体（又称垂体前叶）释放催乳素（prolactin，PRL），神经垂体（又称垂体后叶）释放催产素（oxytocin，OT）。前者与乳腺上皮细胞的催乳素受体结合，刺激细胞合成和分泌乳汁；后者与乳腺肌上皮细胞的催产素受体结合，使之收缩进而增加乳腺管内压力，促使乳汁排出。产后7天内分泌的乳汁为初乳，7～14天为过渡乳，14天后为成熟乳。

1. 乳汁的合成和分泌　乳腺上皮细胞受催乳素的作用合成和分泌乳汁主要有5条途径：①胞吐途径，细胞内源性合成物质如蛋白和乳糖由此途径分泌，磷酸盐、钙等也经胞吐途径排出。②脂质分泌途径，脂肪酸和甘油在平滑内质网内合成脂滴，脂滴由浆膜包裹，以乳脂球的形式从细胞表面芽出。部分脂蛋白也由此途径分泌。③细胞转移途径，经此途径分泌的乳汁成分主要有大分子物质如免疫球蛋白、白蛋白、转铁蛋白，激素类如胰岛素、催乳素、胰岛素样生长因子等，以及部分细胞因子和脂蛋白酶。④旁细胞通路，哺乳早期此通道是关闭的，之后在激素和生长因子直接或间接调控下开放，血浆及间隙内的成分如炎性细胞等可通过渗漏作用穿过此通路，到达乳汁内。⑤膜运输途径，此途径转运小分子物质如葡萄糖、氨基酸、水、钠离子、钾离子和氯离子等。

2. 乳汁的排出　乳汁的排出受神经内分泌系统调节。通过新生儿吮吸刺激，乳头和乳晕内的感受器形成神经冲动，后者沿脊神经通过脊髓到达下丘脑视上核和室旁核，经下丘脑-垂体神经内分泌网络，促使神经垂体分泌催产素。血浆中的催产素作用于乳腺肌上皮细胞，细胞收缩使腺泡中的乳汁经小导管进入乳腺管，最终经乳头排出体外。这一反射过程称为排乳反射（let-down reflex）。心理压力、疼痛均可减弱射乳反射，降低催产素的分泌，减少乳汁排出。母亲对新生儿的抚爱则可以刺激催产素的分泌，促使乳汁顺利排出。

3. 乳汁分泌的维持　产后6个月内乳母平均每天泌乳量约为750 ml，其后6个月降至600 ml。前期催乳素和婴儿吸吮次数是维持泌乳的重要因素，乳母体内高水平的催乳素可使乳汁大量合成与排出，而胎儿吸吮次数的增加则可提高催乳素的水平。爱婴医院倡导按需哺乳，每天哺乳7～8次可使催乳素分泌保持巅峰状态。若婴儿完全不吸吮乳头，泌乳将于3～4天后停止。另外，产后3个月开始，婴儿吮吸刺激的反应会逐渐减弱并最终消失，此时泌乳的维持主要通过乳腺的排空及乳母充足的睡眠、营养和水分来实现。

第三节　乳腺发育异常

乳腺发育异常包含先天性和后天性两类。先天性异常有两种表现：①数量减少，如乳腺发育不全、无乳腺或无乳头等，常与胸壁畸形合并发生，较罕见。②数量增加，如副乳腺、副乳头等，临床比较常见。乳腺后天性发育异常有过早发育、延迟发育、不发育、女性乳腺肥大、巨乳症等，多与雌激素或雄激素失调有关。如外源性激素或类雌激素物质摄入过多、体内产生过多或机体对性激素生理性灭活能力下降均可引起乳腺肥大症。

一、副乳腺

人类胚胎时期的乳线，成人位置相当于腋窝起始，通过乳头到腹股沟内侧端的一条假设线。此线上有原始乳房6～8对。人类仅胸前第5肋间的一对得到正常发育，其余各对都在出生前退化消失。如不退化和萎缩，继续发育，即形成副乳腺症，或称为多乳腺症。副乳腺症发生率为1%～5%。多见于腋窝及胸前部，可对称分布，一对或一对以上，也可为单侧。副乳腺的形态和结构分为完全型及不完全型两类。完全型副乳腺指腺体、乳头、乳晕俱全。不完全型副乳腺指腺体、乳头、乳晕部分缺失者。副乳腺最常见于乳线上端，即正常乳腺的外上方近腋窝偏内侧处。此处副乳腺常为完全型，体积稍大，腺组织发育也较好，月经前可膨胀和疼痛，妊娠期增大明显，哺乳期可出现泌乳。胸前方及正常乳腺下方者，多为不完全型，体积较小，或仅有副乳头，为始基性，有的仅为乳线上一细小突起，无临床意义，无须处理。当副乳腺发育较完善，有乳头、乳晕、腺体时，产后可出现相应泌乳。主乳头哺乳时，副乳头可出现滴乳，故应采取相应措施，并注意排空乳汁。副乳腺乳管相对距离较长，发育多有缺陷，故发生淤乳、炎症、感染比例较高。

二、先天性乳头凹陷

胚胎9周时，乳头胚芽周围组织增生，上皮向外推移，中心形成乳头凹。随后，乳头下结缔组织不断增殖，乳头向外突最终形成正常乳头。如上述发育过程未完成，则形成先天性乳头凹陷。组织学可见，乳头的肌纤维较正常薄弱。凹陷程度轻重不一。轻者可经手法牵引、按摩或手术矫正而拉出。严重者乳头缩于乳腺内，难以矫正，易发生损伤性感染，影响或无法哺乳。先天性乳头凹陷的原因除上述的本身发育不全腺管未能导管化而表现为条索以外，乳头下缺乏支撑组织的撑托及乳头和乳晕的平滑肌发育不良也是主要原因。以往认为先天性乳头凹陷不常见，近来逐渐认识到乳头凹陷是较常见的畸形，双侧凹陷常见于先天性或有遗传性，单侧凹陷少见，通常是继发性的。资料表明，先天性乳头凹陷中单侧占66.1%，双侧占33.9%。乳腺按摩中要注意对乳头凹陷给予纠正。

三、巨乳症

巨乳症是指女性一侧或双侧乳腺过度增大。可发生于青春期（青春期巨乳症）或妊娠哺乳期（妊娠期巨乳症）。青春期巨乳症患者两侧乳房的大小可不对称，可下垂平脐甚至达腹股沟区，质量可达 5～6 kg。妊娠期巨乳症一般开始于受孕后，可持续增长到哺乳期，断奶后亦不缩小，其发生率不到妊娠女性的 0.01%。青春期巨乳症乳腺肥大程度一般比妊娠期巨乳症明显。巨乳症的病因至今不明，一般认为可能与局部乳腺组织的雌激素和孕激素增多有关，也可能与靶细胞对雌激素和孕激素的敏感性增强有关。有研究认为，雌激素和孕激素受体分别对青春期巨乳和妊娠后巨乳的发生发展具有不同的影响。研究结果表明，青春期乳房肥大的发生与乳腺组织中雌激素受体含量增加有关，而妊娠后巨乳的发生不仅与乳腺组织中雌激素受体含量增加有关，而且与乳腺组织中孕激素受体含量增加有关。但动物实验未得到证实。肥胖及遗传也可能是致病因素之一。巨乳症作为临床特例，应制定特殊按摩方案治疗。

第四节　传统医学乳腺解剖生理基础

推拿按摩是历史悠久的中医疗法。中医学认为，乳汁为气血所化生，与气血有密切关系。乳房属足阳明胃经，乳头属足厥阴肝经，乳汁之化，原属阳明，但必得肝木之气以相通，才能化成乳汁。乳房有乳脉、乳络、乳管和乳囊组成。乳脉即乳房之血脉。乳络和乳囊相当于乳腺组织。妇人乳有十二穰，"穰"即乳腺小叶。乳管是泌乳的管道，开口于乳头，即输乳管。乳房属胃，足阳明胃经贯乳中。乳头属肝，足厥阴肝经上膈，布胸胁，绕乳头而行。足少阴肾经起自足心涌泉，由内廉而上，在太阴经之后，行入乳内，傍进膻中。足太阴脾经络胃上膈，布胸中，行于乳外侧。冲脉并少阴之经，挟脐上行，至胸中而散。任脉循腹里，上关元，至咽喉，行径两乳之间的膻中。通过以上经络调节乳腺的各种生理功能。

第三章 乳腺按摩手法的基本要素和要求

第一节 乳腺按摩手法的基本要素

一、手法技巧

乳腺按摩手法是一种难以言表的智慧与直觉的结合，强调"机触于外，巧生于内，手随心转，法从手出"的原则。操作技巧除了拥有可以用语言、文字、数据、图表来表达的所谓言传知识外，手法操作的实践都存在着难以言传的技巧，包括直觉、体验、灵感、顿悟和情感等，即意会知识。意会知识是主观的、自然的和直接的知识，是与认识主体完全融合，无法分离的，包含认识体系中的体感性、内隐性和深度思维等更为复杂的内涵，是操作技巧形成的重要基础。手法技巧的传承是言传与意会的连续统一体，意会能力在按摩技巧传承中，无论从理论基础还是从细小的手法变化都是至关重要的。中医按摩的整体观到具体技巧的经验积累，认知过程中结合言传有更多的意会、体验、直觉的融会贯通。操作中的力度、深透、气感等按摩所特有的涉及文化、体验及顿悟等意会知识，无法用量化的、静态的客观数据表达。这些被定义为经验和特殊能力的技巧在治疗中发挥了关键的作用，需要在实践中继承和发扬。意会知识是长期实践经验总结的结晶，是非语言行为和手法技巧的真实体现，可以被觉察和感知。按摩传承中应注重认知性与意会性的辩证统一。保持按摩学特有的知识架构和传承方式，对推动按摩操作技巧持续发展具有重要的指导意义。操作者要注重手法训练，增强指力、腕力和臂力，熟练掌握各种基本手法，在实践中不断总结、思考，掌握手法内涵要领，操作技巧，达到运用纯熟，心领神会，法自手出，应用自如。

二、手法作用力

乳腺按摩手法的用力程度、作用方向、作用方式、作用频率和持续时间应以中医学基本理论为基础，以技巧和功力为依托，以患者具体病情为依据，以治疗效果为目的。要在实践中不断总结体会，灵活应用。

三、手法着力点

按摩手法着力点有独特的空间结构特性。各种手法通过人体乳腺感受器或穴位空间结构，不断刺激体内神经血管、经络穴位、皮肤肌肉及内脏器官，达到调节乳腺生理功能和阻断病理刺激的目的。

四、按摩环境

乳腺按摩环境良好对患者的心理调适非常重要。因此，按摩室内的清洁、温度、湿度、灯光、颜色、气味、背景音乐等都应根据患者需要设置，确保患者在良好环境中精神放松、心情舒畅，自觉地配合治疗。

第二节　乳腺按摩手法的操作原则

1. 明确诊断　在按摩前必须仔细询问病史，结合中医学和现代医学，完善必要的检查，做好鉴别诊断，在正确诊断的基础上选择临床治疗路径。如产后生理性乳胀与乳汁淤积的鉴别，急性乳腺炎浸润期与脓肿的鉴别，以免选择不当的治疗方案。

2. 辨证施治　乳腺按摩更加强调辨病辨证施治。根据病情、部位和病理阶段不同，采用不同的治疗路径和手法。

3. 动作准确　按摩手法运用是"心"与"手"的结合。操作中要体现精准和规范两个方面，这是决定疗效的关键。

4. 定点而治　应将治疗重点立足于病灶处。但应根据中医经络理论，从整体观念出发，选择恰当的穴位治疗，为广义上的定点而治。

5. 由近及远　按摩原则上应自上而下，由内向外，由近及远进行，分推法多从中线向两侧。

6. 由表及里　按摩手法是通过深透起作用，应熟知体表着力，深透作用的道理，做到表里并调，达到机触于外，巧生于内的目的。

7. 收发恰当　按摩手法的发力要稳妥，恰当。力度要恰当和均匀，意达即收，恰到好处。

8. 快慢结合　变换手法时注意动作的过渡和慢 - 快 - 慢的原则，切忌突起突停，患者过度应激影响疗效。

9. 刚柔相济　治疗过程手法安排应刚柔交替，手法重而不滞，柔而不浮。

10. 动静结合　按摩过程是主动操作手法和患者被动协调过程的统一，是动和静的统一。

11. 动作简洁　规程中乳腺按摩基本手法有48种，操作者应根据患者的体质、病证、病性、病位区别，选择相应手法和路径。手法数量不在于多而在于精。强调手法作用力直达病所，提高疗效。

12. 以巧代力　在熟练掌握基本手法和路径的基础上，穴位按摩手法的加压力度、持续时间、次数、方式，在于反复实践，总结思考，用心体会，形成固有意念，达到深透效果。逐步做到熟能生巧，得心应手，力由心生，功随手至，巧力寸劲，随心所欲，游刃有余。

第三节　乳腺按摩手法的基本要求

一、柔和

乳房作为女性生殖器官，其表征特点为位置体表、组织柔软、痛觉敏感。基于以上特征，柔和是乳腺按摩手法的基本原则。操作手法柔和表现为：柔而不浮，沉而不滞，灵而不躁，续而不断。乳腺按摩全流程的开始和结束手法应轻柔温和，富有节奏，动作飘逸。开始为患者适应，放松心情和肌肉，有利于治疗操作。结束为增加舒适感，巩固疗效，增强患者信任。穴位按摩、疏通乳管、打散硬结均应柔和始动，加力深透，缓退完成。环摩、长摩擦类手法操作时要注意柔和、均匀、稳定，切勿揪拉皮肤。应选用适当推拿介质，增加患者舒适，减轻手法反应。乳腺组织局部痛觉敏感，用力不当易导致患者紧张和抵抗，强刺激的穴位点按可加震颤，给患者放松的间隙，并使作用更为深透。乳腺位置表浅，缺乏骨骼、韧带及肌肉的保护；同时，因泌乳功能需要其结构精密，易受到外力损伤，故柔和是乳腺按摩的基本要求，在此基础上，应根据患者年龄、疾病种类、发病时间、乳房类型、体质体型等具体情况决定手法着力，切不可追求速度，生硬粗暴，损伤组织。

二、均匀

乳腺按摩基本手法要求均匀而有节奏，包括力度、弹性、速度、幅度。均匀是指力度、弹性、速度、幅度和频率之间不能是突变，而应是渐变。均匀是乳腺按摩治疗流程的基本要求，操作全流程中的变化蕴含均匀。均匀中不排除变化，变化中贯穿均匀。使整个流程得心应手，挥洒自如。按摩师要注意在整个治疗过程合理分配体力，注意节奏和张弛，穴位按摩切勿开始力量大，治疗后半程随着体力消耗用力逐渐减弱，影响疗效。按摩手法作用频率和振幅刺激对穴位和施治部位产生不同效果。手法的频率和振幅会影响手法的效果，甚至改变手法的作用性质。通常摩为补，乳腺摩法多为加速局部血液循环，增强细胞活力；振为泻，乳腺按摩拍抖法多为疏通乳管，排出淤乳。其手法的频率和振幅不可忽快忽慢，无节奏和规律，均应以均匀为基础，呈正态曲线变化。

三、有力

有力是指按摩手法必须具有一定力量、功力和技巧。力量是基础，功力和技巧则需要熟知手法的术式结构、动作原理、作用机制；通过长期技能训练、临床实践和思考总结，逐步积累获得。按摩基本手法要求有力度。按摩着力和刺激强度是由所施治部位解剖特性和作用层次不同，以及经络穴位得气反应决定。作用力必须结合特定手法的操作频率、着力面积、持续时间综合考虑。应根据患者病位、病证虚实、耐受度、年龄、乳房类型、选择的经络、穴位不同而不同。

对穴位按摩，力度适当是保证深透作用的内在基础；对乳腺管疏通、乳汁排空、肿块消散等特定疾病治疗，力度技巧是达到治疗目的的根本保证。根据力度可将乳腺按摩手法分为四类：①轻度手法，用力轻柔，作用于体表，产生放松、柔和、舒适感，如轻揉、环摩。②较轻手法，用力较轻，作用于皮下、血脉组织，有行气活血之功效，如搓擦、搓摩、揉搓、提拉等，可产生热、胀感。③中度手法，用力适中，可达乳腺组织、淤乳肿块，有疏通乳管、排出淤乳、打散结块的作用，如梳篦、梳捋、挤揉、拍抖、拿捏、砍震、推排、㨰法等。④重度手法，集中着力，可达深层组织、筋骨或者脏腑组织，有解痉镇痛，能刺激神经、松解粘连、促进内脏活动，并有明显热酸麻胀得气感，主要用于穴位按摩。

按摩有力应是力量和技巧的完美结合。治疗过程用力应从轻到重，逐步加力，再从重到轻，逐步减力；轻重结合，刚柔相济，均匀柔和，持久有力，治疗中不断沟通，使患者轻松怡然不知其苦，使力之作用达到病所适度而止，确保疗效。逐步做到熟能生巧，得心应手，力由心生，功随手至，巧力寸劲，随心所欲，游刃有余。

目前关于按摩推拿力的论述多以经验和推测为主。临床合理着力多凭经验而定，缺乏可测量的科学客观数据，不利于教学、传承、推广及临床对比研究。期望利用现代科学手段，结合解剖学、生理学、病理学及生物力学，推动按摩手法的力学研究和测定，建立按摩作用力的量效关系，将按摩手法力度量化，逐步建立按摩力度的规范和标准，创建中医推拿按摩手法力度科学合理的量化标准，科学指导临床治疗操作。

四、持久

持久指手法在施治部位治疗操作时，保持一定力度和持续时间。

首先，应根据病情和穴位要求决定按摩加压时间和重复次数，注意张弛节奏，穴位持续加压的力度和时间应根据患者的耐受和临床经验调节选择。尤其对需要重点治疗的部位或穴位，更需要维持较长时间的操作刺激，即"按而留之"，目的是通过手法持久连续的刺激，让其产生的功力不断累积、深透，形成手法的功效，达到由量变到质变，即"意到神到，神至气到"和"以意运气，运气化力"，直达病所。

其次，在推拿过程中要正确使用躯体力学，协调和利用体重、重力、杠杆作用，尽量采取功能体位，降低能量消耗，保存体力，从而保证全流程按摩力度均匀，不变形。具体来说有以下三个方面需要注意：①学会将指掌操作时利用手臂作为杠杆，保持手、腕和臂均在"功能位"。如搓擦动作时手腕放松，手臂伸直，操作时注意手、腕、臂的平衡协调，张弛有序。②用改变受力面积来调节着力。如轻摩时增大受力面积，用掌或四指并拢施术；重按时减小受力面积，用指尖或指关节屈曲处施术。③善于利用身体重心与惯性，保持自己的关节处于放松位置。如静止的点法，可上肢自然下垂伸直，拇指点压施治部位，发力时身体稍向前倾，将身体的惯性、重力由肩传至手指，减少体力消耗。重复运动的揉、摩、推、搓法，要利用身体重心惯性倾倒摇动，形成与手法协调的谐动。切忌肌群持续加力，不能持久。遵循上述要领，并在按摩过程中注意集中意念与调节张弛转换，着力各部位协调平衡，手法操作不急不快、沉稳有序，按摩操作便可轻松自如，术者即能保持充沛体力。

穴位加压力度和持续时间改变可产生不同疗效。通常短暂手法起兴奋作用，持久的手法起抑制作用。可分为持续均匀用力，如点法、按法、压法；不均匀持续用力，由轻逐渐加力的持续用力，由重逐渐减轻的持续用力；轻重间隔的持续用力，如振颤法、推排法；间断持续用力，根据间断时间和频率不同，可分为规律间断持续用力和不规律间断持续用力，如拍法、砍法、叩法。

五、深透

深透是穴位按摩达到疗效的基础。医疗按摩推拿功力积累是循序渐进的艰苦过程，需要持之以恒，绝不能够急功近利。乳腺按摩的刺激通过经络系统的传导和反馈，激发机体产生生物学效应，对机体相应组织的能量、信息变化产生相应的调整、调节作用，从而改善机体的生理和病理状态。手法刺激的组织层次及作用力效能，决定生物学效应的强弱，故作用力能否达到深透，是判断施术者功力的重要标准。因此，应在均匀、加力、持续、重复的有序统一基础上，用持续和重复加力手法，使按摩作用力深透达穴位及周围组织深层，出现热、酸、沉、胀、麻、痛、放、散的得气感。产生得气感取决于经气的畅行和活跃，得气感强，则说明操作作用力深透，起到疏通经络、阻断病理反射的作用，达到治疗疾病目的。穴位按摩手法的加压力度、持续时间、次数、方式，在于反复实践、总结思考、用心体会，形成固有意念，达到深透效果。做到力到、意到、气到，只有如此才能使功力和技巧形成特色，创立品牌。

六、连贯

连贯是保证按摩疗效的重要因素。治疗流程和手法操作的连贯性是穴位按摩、疏通经络、产生神经反射、疏通乳管、打散硬结的重要保证。因此，按摩流程步骤科学、合理、有序的安排和组装对手法连贯极为重要。如排出淤乳流程组装为：环摩 - 轻揉 - 提拉 - 挤压 - 拍抖 - 梳篦 - 挤揉 - 搓擦。只有流程科学合理，才能保证衔接连贯，一气呵成。手法熟练、衔接流畅、弛张交替、节奏有序也是保证连贯性，确保疗效的要素。同时，相邻施治部位和穴位，术者和患者的体位也要在流程中综合考虑，以减少中断，保证操作流程连贯。专业按摩师要在实践中勇于探索，善于总结，思行结合，做到"熟练中功力达炉火纯青，衔接中手法示潇洒飘逸，节奏中操作展刚柔有序，连贯中流程如行云流水"。

七、美感

美感是衡量乳腺手法按摩功力和境界的重要外在表现，传递的是手法神韵和境界内涵，要加强手法操作美感训练。对按摩师涉及操作的身体各个部分进行感知觉练习，在临床治疗操作维持正确的身体姿势、肌肉感觉及手法技巧的记忆能力，能够保持正确的形体姿态进行操作，实现有效的手法美感培养。

基本功训练中，不应只片面强调手法操作要领，而忽略培养操作中表达功力的美感和神韵。每个手法动作，都要求用心体会，展示出神韵，可以称其为"摩韵"。将手法技巧、功力与操作美感结合起来，培养创造美、表现美的意识，展示手法美感的魅力。要将手法想表达的美感融入技巧和功力之中，营造赏心悦目的手法意境，使得整个按摩流程与环境、与患者情景交融。乳腺按摩是通过手法操作来完成治疗过程的一种方法，手法操作中的律动性是功力神韵的一种表达方式，要将手法技巧与流程律动之间形成良好的协调，在操作过程中融入气感和情感，从而提高按摩师自身的功力及陶冶情操。美感作为表现技巧和功力内涵的重要形式，要求在保证疗效的基础上将美感与手法技巧和功力相融合，恰到好处地表现手法操作的美感。

手法熟练和功力扎实是按摩操作手法展示出美感的基础。手法的力度、深透、节奏、连贯要根据不同患者、不同病情、不同部位、不同要求，时而温和轻柔，时而着力深透，时而持续施压，时而张弛交替，时而节奏有序。尤其作为师资教学，应展示患者能够感受，学员能够直观，富有美感的操作手法。做到手法娴熟，动作连贯，刚柔并济，功力深透，赏心悦目，传递美感，并让操作化身为艺术。

以史为镜，温故知新。乳腺按摩学科的发展必须在科学化、理论化、规范化方面做出不懈努力。首先要重视基本手法的基础理论研究。我们在传统基本要求的基础上，根据乳腺按摩的临床实践需要，增加提出了"连贯"和"美感"的基本要求，希望在基本手法研究上取得突破，完善手法培训方案，提高专业教学水平和临床操作水平，提高临床乳腺按摩保健和康复治疗效果，促进产后康复学科健康可持续发展。

第四章 乳腺按摩相关中医学基础理论

第一节 经络基本概述

一、经络的基本概念

经络，包括经脉和络脉，是运行气血、联系脏腑和体表及全身各部的通道，是人体结构的重要组成部分。经脉原意为"纵丝"，有路径、途径之意，即主线之意，是经络系统的主干，结构深在，贯通上下，沟通内外。络为联络、网络之意，是经脉别出的分支，结构浅表，纵横交错，遍布全身。经络学阐述人体经络的循行分布、生理功能、病理变化及脏腑的相互关系，是中医乳腺推拿按摩学手法的主要依据和理论基础。

二、经络系统的组成

人体的经络系统包括经脉、络脉及其连属部分。经脉是经络系统的主干，包括手三阴经、足三阴经、手三阳经、足三阳经。十二正经有一定的起止，一定的循行部位和交接顺序，在肢体的分布及走向有一定的规律，与脏腑有直接的络属关系，相互之间也有表里关系。十二正经是气血运行的主要通道。经别，是从十二经脉别出的重要分支，又称"十二经别"。奇经有八条，即督脉、任脉、冲脉、带脉、阴跷脉、阳跷脉、阴维脉、阳维脉，合称为"奇经八脉"，具有统率、联络和调节十二经脉中气血的作用。

三、经络的作用

1. 沟通内外，联通全身 经络是人体内四通八达的网络，能运行气血，协调阴阳，传递信息到全身各组织器官。经络系统是以头身四海为总纲，以十二经脉为主体，遍布全身三百六十五络为联络，将机体五脏六腑、四肢形体、五官九窍、皮肌骨骼的不同功能活动紧密联系，保持完整和统一。人体各种功能的协调统一，主要依赖于经络的沟通联系作用。

2. 运行气血，协调阴阳 气血是生命活动的物质基础，气血在全身的输布有赖于经络的运行，经脉是人体运行气血的主要通道。由于经脉的运输渗灌作用，才使得气血内滋脏腑，外濡腠理，人体生理功能得以正常发挥。经络运行使气血盛衰和功能动静保持相对平衡，阴阳协调。

3. 抗御病邪，反映证候 经络分布广而浅表，在抵御病邪时，与卫气共同发挥重要防御作用。当疾病发展，由表及里，出现相应的证候反应。经络反映证候，可以是局部或全身。经络的阴阳气血盛衰临床可出现寒热虚实多种证候，体现了经络与经络之间，经络与脏腑之间存在的相互关系。

4. 传导感应,调整虚实 穴位按摩时得气和行气现象为经络传导感应的表现。得气、行气、气至为经络传导感应的过程,即气至病所,是穴位按摩取得疗效的关键。感应在经络中传导,通过感应调节虚实。按摩相关特异性穴位激发经络本身功能,疏通经气传导,对亢进起抑制作用,对衰弱起兴奋作用,使人整体的功能活动相互协调,维持阴平阳秘的和谐稳定状态,是一种双向调节作用。

第二节 乳房相关经脉

中医学认为,乳房的生长、发育、衰退,乳汁的分泌,与经络的循行与功能密不可分。乳房疾病由人体气血、津液、经络脏腑功能失调引起,乳汁的通行取决于乳络的通畅程度。乳房为"宗脉之所",多条经络均循行于乳房,其中足阳明胃经贯乳中;足厥阴肝经上膈,布胁肋,绕乳头而行;足少阴肾经上贯肝膈而与乳联;任脉循腹里,上关元至胸中;冲脉挟脐上行,至胸中而散。肝主疏泄,通达情志,对经脉的舒畅,乳汁的泌出有调节作用。而肝气郁结,疏泄不畅,胃失和降,是乳汁不行的主要因素。《灵枢·经脉》指出,与乳房关系最密切的是肝、胃两经和冲任两脉。《丹溪心法》认为,乳房属于足阳明胃经,乳头属于足厥阴肝经。正所谓"经络所过,主治所及",由此可看出,足厥阴肝经、足阳明胃经、足少阴肾经及冲任二脉是影响乳腺功能和疾病的中医经络,其中任何一条出现不畅通,都会互相影响,从而导致乳络不通,出现病症。

一、足少阴肾经

足少阴肾经(图4-1)起于小趾之下,斜走足心,经舟骨粗隆下、内踝后侧,沿小腿、腘窝、大腿的内后侧上行,穿过脊柱,属于肾,络膀胱;另有分支向上行于腹

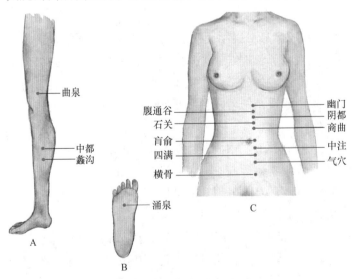

图 4-1 足少阴肾经相关穴位

注:A. 曲泉、中都、蠡沟 B. 涌泉 C. 腹部前中线穴位

部前正中线 0.5 寸，胸部前正中线旁 2 寸，止于锁骨下缘。肾部直行脉向上穿过肝、膈，进入肺中，再沿喉咙上行，止于舌根两旁；肺部支脉，联络于心，流注于胸中。中医学认为肾为先天之本，肾主藏精，主生殖，精为人体之根本，为生长发育及生殖的最基本物质，而肾为先天之本，乳腺发育及泌乳离不开肾精的滋养。若肾气衰退，则乳房生理功能失调，在产妇身上则表现为乳腺泌乳功能减退或丧失。

二、足阳明胃经

"经乳头，向下挟脐旁，进入少腹两侧气冲"。足阳明胃经（图 4-2）起于鼻翼旁（迎香穴），挟鼻上行，左右交汇于鼻根部，旁行入目内眦，与足太阳经相交，向下沿鼻柱外侧，入上齿中，环绕口唇，在颏唇沟承浆穴处左右相交，沿下颌角上行过耳前，经上关穴到额前。古代医家认为"妇人水谷之精气上为乳汁，下为月水"。"女子乳头属肝，乳房属胃"。脾胃乃后天之本，水谷精微生化之源，而乳汁是由乳母体内的水谷精微所化生，脾与胃相表里，二者同为气血生化之源。故脾胃功能正常则气血充足，气血充足则产后乳汁充盛。若脾胃虚弱则气血虚弱，生化乏源，乳汁不足。提示乳汁以血为本，乳血同源。

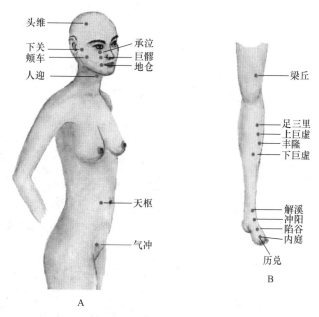

图 4-2　足阳明胃经相关穴位
注：A. 头面部穴位　B. 足、腿部穴位

三、足厥阴肝经

足厥阴肝经（图 4-3）起于足大趾爪甲后处，向上沿足背至内踝前 1 寸处（中封穴），向上沿胫骨内缘，在内踝尖上 8 寸处交出足太阴脾经之后，上行过膝内侧，沿大腿内侧中线绕阴器，至小腹，挟胃两旁，属肝，络胆，向上穿过膈肌，分布于胁肋

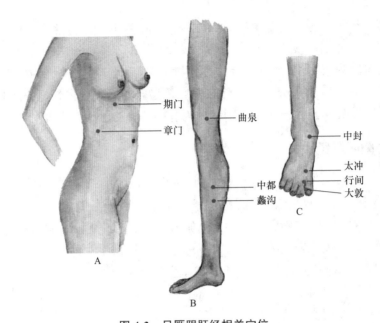

图 4-3　足厥阴肝经相关穴位

注：A. 期门、章门　B. 曲泉、中都、蠡沟　C. 中封、太冲、行间、大敦

部，上行与督脉会于头顶部。我国古代医家认为"女子乳头属肝，乳房属胃"。肝为风木之脏，以血为本，以气为用。故乳汁的排泄，为肝气所主。同时，肝藏血主气机疏泄，具备疏导通气血之功。女性的经、孕、产、乳无不以血为用。因此肝气通畅可使乳汁排泄通畅；肝气不疏，可出现乳汁下行受阻，乳汁不出。

四、任冲两脉

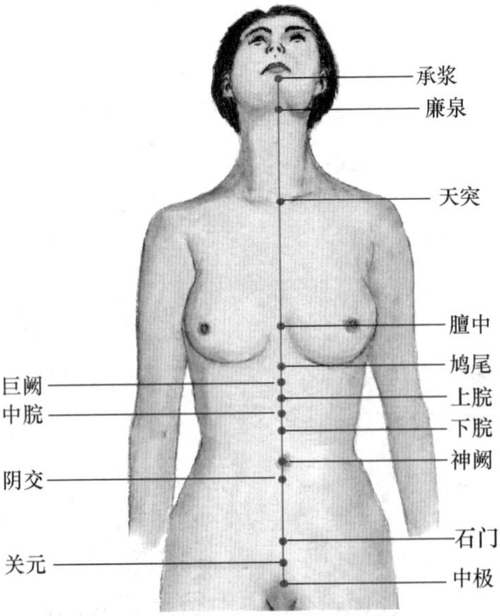

任冲两脉起于胞中，任脉下出会阴，沿阴阜、腹部和胸部正中线上行，至咽喉，上行至下颌部，环绕口唇，沿面颊，分行至目眶下。"任"有担任、妊养之意。任脉相关穴位见图 4-4。任脉称为"阴脉之海"，调节阴经气血，主胞胎，即与生育功能有关。冲脉挟脐上行，至胸中而散。冲脉为"十二经之海"，相关穴位见图 4-5。冲脉与督脉、任脉同起于胞中，同出于会阴。督脉为阳脉之海，任脉为阴脉之海，冲脉通过交会任、督两脉而通行十二经气血。乳房的发育和功能与冲任两脉关系密切。"妇人乳汁，乃冲任气血所化，故下则为经，上则为乳"。可见冲任之衰盛影响着乳汁的分泌。

图 4-4　任脉相关穴位

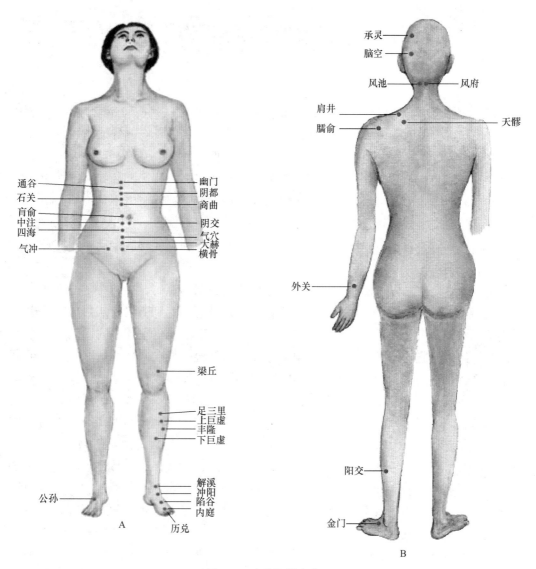

图 4-5　冲脉相关穴位

注：A. 腹面观　B. 背面观

　　根据这四种经脉循行及其所主证候的描述，结合中医的四诊合参辨证，做到辨病与辨证相结合。辨病是运用中医学知识和现代医学诊断技术对疾病做出明确诊断，辨证是根据中医学理论和诊断方法对患者的证候性质作出判断。在此基础上，确定与这四种经络最为相关的中医证型，为治疗乳房疾病经络的选取及穴位选择提供科学依据。

第五章　乳腺按摩的局部和全身穴位

　　手法按摩常用的穴位依次排列为膻中、乳根、少泽、足三里、膺窗、乳中、天池、中府、膈俞、合谷、肝俞、脾俞、屋翳等。膻中为气之会，具有调气的作用，且调气作用强，能行气活血、宽中理气，通经络脏腑，以促进乳汁的分泌；乳根为足阳明胃经腧穴，阳明为多气多血之经，经乳部，可疏导阳明经气，调畅乳部气血，从而达到催乳作用；少泽属于手太阳小肠经的井穴，通过按摩能够补气血之不足，气血得养后自然乳汁就会增多，起到通乳、生乳的功效。三穴联合按摩，远近相配，使经脉得通，气血得养，则乳少自愈。将膻中、乳根、少泽三穴合用，可使泌乳始动时间缩短，泌乳量提高。

　　传统推拿按摩是以中医学理论为基础，以辨证论治为原则，运用特定的手法作用于施治部位或穴位，通过气至病所调节生理和病理状态，达到防治疾病目的。膻中位于胸前，隶属于任脉，为"八会穴之气会"，取此穴侧重于调理乳房的气机，且亦可疏通任脉经络，膈俞、脾俞、胃俞、肝俞足太阳膀胱经之背俞穴，脏腑之气皆通于背俞，点揉该四穴可疏肝健脾。症属气血虚弱型可点按双侧肝俞、期门、乳根、少泽、太冲。肝俞属肝之背俞穴，期门为肝之募穴，乳根隶属足阳明胃经，少泽隶属于手太阳小肠经，为本经之"井"穴，是经气所出的部位，太冲隶属于足厥阴肝经，为足厥阴肝经之输原穴，取以上穴位可益气行血，气血足则乳汁生。用掌着力摩腹，沿中脘、左天枢、关元、右天枢做环形摩动，腹是"百病之根"，天枢乃足阳明胃经的腹部要穴、大肠募穴及大肠经气所聚集之处。中脘隶属任脉，为中焦调气主穴，足阳明胃经之募穴，八会穴之腹会。手太阳、少阳、足阳明、任脉之汇，"中焦如沤"，可通调腹上下。关元属任脉，为手太阳小肠经募穴，是肝、脾、肾三阴与任脉之会穴，为元阴元阳之气闭藏之处，以上四穴与脾胃联系密切，脾胃气血生化之源，取此四穴可补益脾胃，使气血生化源泉不竭。拿肩井，此穴属足少阳胆经，为手足少阳、足阳明、阳维经之会，连入五脏，有疏肝解郁，健脾益胃之效。运用按揉、振抖、分推、梳推、轻拉、按压法在纵、横两个方向上作用于乳房、乳头、乳晕及乳房周围，可疏通乳脉、乳络、乳管、乳囊之气机。运用点揉法施术于乳头及乳上、下、左、右各部位，按揉缺盆、膻中、乳中、乳根、气户、库房、屋翳，以上穴均属足阳明胃经，位于乳房周围，有行气通络，活血散结之效。

第一节　乳腺按摩穴位及按摩机制

　　现代医学认为：人体中每个脏器都有特定的生物信息。当脏器发生病变时，生物信息发生改变，影响整个系统乃至全身功能平衡。手法按摩刺激体表的特定部位，将手法作用力能量传递组织深部，产生特定的生物信息，通过经络传递到有关脏器，对神经生物电、神经递质、内生激素和酶系统失常的生物信息加以调整，从而起到缓解症状，对病变脏器的治疗作用。

现代中医推拿按摩学是以现代医学的神经、循环、内分泌、消化、运动等系统的解剖生理学为基础，结合中医学的经络、穴位、营卫气血等理论来指导手法按摩操作治疗疾病的一门学科。乳腺按摩手法是在传统推拿手法的基础上发展而来，保留传统各项手法操作，结合乳腺解剖学特点和产后的生理特征，一方面使手法力度轻柔、缓和、深透直接作用于人体体表，将机械能转化为各种形式的势能传递到人体，另一方面强调在具体操作时，操作者需将手法结合中西医的理论作用于机体特定的部位及经络、穴位，通过神经调节、体液调节、心理调节及促进能量信息的传递作用，促进乳腺尽快恢复到正常的功能状态。现代科学研究已经证明，针灸治疗的生物能可以改变调整哮喘的相关人体基因信息。可以看出能量传递与中医经络体系及整体观念的关联似乎与中医理论中气血运行的理论有较高的相似度。按摩与针灸机制同源，探索穴位按摩治疗调整相关基因信息，从而改变机体相关功能治疗疾病，值得今后大力推动研究。按摩的手法分为直接按摩手法和间接按摩手法。直接按摩手法是根据乳腺组织的生理特点，刺激体表或穴位，直接影响乳腺活动；间接按摩通过躯体－器官反射通路来间接影响乳腺功能。

中医学理论认为，通过手法按摩产妇体表或穴位，可疏通经络，活血祛瘀，调和气血，平衡阴阳，扶正祛邪，调理泌乳。现代解剖学发现膈俞、肝俞、脾俞、胃俞穴区分别有第 7、8、9、10、11、12 胸神经分布；缺盆、气户、库房、屋翳、乳中、乳根、期门、天枢、关元穴区有肋间神经、胸前神经、肋下神经分布；膻中穴区有第 6 肋神经分布。以上穴位分布于乳房周围及脊柱两侧，穴位周围分布有第 7～12 对脊神经，该神经包括躯体感觉、运动纤维和内脏感觉、运动纤维。内脏运动神经分为交感和副交感神经，随交感干和脊神经分布到相应的血管、腺体、脏器，调节支配区域的功能。根据"闸门开放学说"，脊髓后角有疼痛闸门控制系统，感觉神经纤维兴奋时，闸门打开，疼痛信号通过。而运动神经纤维兴奋可抑制感觉神经纤维，按摩手法可刺激并激活大量外周运动神经纤维，信号传入脊髓后角，关闭闸门，阻止疼痛信号传入，达到镇痛目的。

临床实践证实，按摩手法的作用力不局限于体表，而是可传入身体组织深部，出现"得气感"和"舒适感"，这种作用力深透的效果可以用物理学受迫振动和共振效应原理来解释。组织结构在周期性外力作用下发生的振动就是受迫振动，节律和重复的作用力使受迫振动达到稳定状态。在稳定状态下，如外力持续作用，能量积累，当能量达到最大值，同时作用力的频率与局部施治组织的固有频率接近时，出现共振现象。术者运用具有节律性、重复性的手法使局部组织产生形变和振动，此时振动结构是人体的皮肤、肌肉、血管、神经等组织，而周期性外力就是具有节律性的手法作用力。此时手法作用力能量放大，可将作用力的能量传递到组织深部。提示当手法的频率、作用时间稳定时，手法的作用力与穴位压力刺激应该是一个相对恒定值，当此值达到平衡最佳点时，相应取得最好作用效果。

临床治疗使用的推拿手法中点法、按法、揉法、掐法，这四种基本手法的物理形式是：压力推法、摩法的物理形式为摩擦力，而拿法、捏法、抓法的物理形式为弹性力。操作者通过肢体以各种形式的力对以上穴位和部位按摩，将机械力学转换为作用能量。如通过对乳房及胸部刺激，加速乳腺组织、乳腺小叶、输乳管的血流，兴奋肋间神经及伴行的乳头乳腺的交感神经，冲动上传脊髓到下丘脑，从而兴奋垂体，刺激垂体前叶释放激素，使催乳素分泌释放增加，并刺激垂体后叶，使催产素分泌升高，共同促进乳汁的形成和射乳。通过乳腺按摩手法机械力的直接作用，使局部组织变形，穴位周围组织内液变位，从而疏通经络，促进新陈代谢，达到治疗目的。

乳腺按摩增加了乳房血液循环，增强局部血液循环，促进乳腺细胞增生发育和细胞功能，有利于增加泌乳。其机制为：①扩张毛细血管。按摩可使部分细胞内蛋白质分解，产生组胺和类组胺物质，使毛细血管扩张，肌肉断面每 $1\ mm^2$ 毛细血管数量在按摩后从 31 个增加至 1400 个。管径扩大，局部血液循环明显改善。同时按摩产生的作用力渗透，按摩动能使血管产生运动状态的压迫，血流加快。②促进血管网重建。实验证实，推拿按摩可使大量小血管尤其是毛细血管生成，重建病变组织内毛细血管网。③恢复血管壁弹性功能。按摩操作手法产生的压力和摩擦力，可使血管壁上脂类物质消耗和祛除，改善血管硬化，恢复弹性，增加血管通畅性，降低血流阻力。④降低血液黏稠度。按摩使局部瘀血状态下血液流速加快，促进流速与黏稠度之间协调至良性循环。按摩压力可改变毛细血管跨壁压力差，加速血浆经血管壁渗透，降低有形成分的压积，使黏稠度降低。⑤提高组织温度。按摩产生的作用力动能和摩擦力使毛细血管扩张、开放，血流加速，局部组织器官温度升高，促进组织代谢和增强修复愈合能力。

根据生物全息学说，人体中完整排列着全身相关的生物信息反应点，是全身各组织器官的缩影，通过对应的生物信息反应点即相应经络上的穴位按摩产生的神经反射治疗疾病称为生物全息疗法。如乳腺在足部的反射区。医学实践证明，耳部、足部、手部是较为明确的生物全息诊疗部位。

第二节　主要穴位选取及功效

一、选穴原则

按摩穴位是通过手法刺激腧穴，疏通经络，调和气血，平衡阴阳，达到治疗目的。穴位按摩的疗效除与穴位选择有关外，还与手法技巧和得气反应密切相关。临床取穴配穴应以经络基本理论为指导，结合腧穴的主治、功能、特性、协同情况，根据辨证施治原则，选穴可分为近部取穴、远部取穴、对症取穴，临床应用时可综合考虑，灵活掌握。根据临床需要部分可采用经验取穴。

1. 近部取穴　以痛为腧和经脉所过，主治所在的取穴方法，腧穴可治疗所在部位和邻近组织器官的病证，近部取穴即依据此规律。具有祛除局部邪气、疏通经络、活血化瘀、消炎止痛作用。如乳痛多取胸部穴位。

2. 远部取穴　中医辨证遵天人合一、阴阳平衡理论，故取穴必从整体思考。经络贯穿全身，以阴阳配对、五行生克为理，是取穴根本。通过手法刺激腧穴，疏通经络，调和气血，平衡阴阳，达到治疗目的。

（1）本经取穴：病变所在经络的本经取穴。

（2）近部取穴：以痛、症为腧和经脉所过，主治所在的取穴方法。

（3）远部取穴：取相关经脉交汇的远处腧穴。

（4）异经取穴：与病症有关的表里经脉穴位，或上病下取，下病上取。

3. 对症取穴　可因时、因地、因人，依阴阳五行施治辨证。根据腧穴功能主治取穴，属治标范畴。如发热时取大椎、曲池、合谷。

4. 经验取穴　根据经验取穴，多为阿是穴或反射区，如乳腺足部反射区。

二、配穴原则

在经穴主治和选穴原则的基础上，根据病症需要，按配穴规律，选择具有协调和协同作用的穴位加以配伍应用。配穴组合是按摩手法治疗中提高疗效的重要环节。

1. 前后相配　乳腺保健按摩时取胸部和背部穴位。

2. 上下相配　如产后身痛同时在上肢取内关，下肢取足三里。

3. 左右相配　经络左右对称，乳腺本身对称，乳腺病可左右同取，增强协同作用。

4. 远近相配　如缺乳时选远处穴位少泽和三阴交。

5. 表里相配　按治表和治里协同配穴。

第三节　穴位按摩基本技术要求

1. 明确治疗目的　传统推拿按摩是以中医学理论为基础，以辨证论治为原则，结合辨病论治和辨经论治，选择恰当的穴位组合，运用恰当的手法作用于施治部位或穴位，疏通经络，通过气至病所调节生理和病理状态，达到预防疾病和治疗疾病目的。选择腧穴组合时尤其要重视疏通经络，调和阴阳，扶正祛邪，标本兼治。既要体现腧穴所在，主治所在，又要反映经脉所过，主治所及。选取腧穴和手法操作相辅相成，统一和谐，充分发挥穴位按摩的整体调节作用，调节经气，激发正气，提高自身抗病能力和自我康复能力，综合调节全身各系统功能协调平衡，恢复机体正常生理状态。为达到治疗目的，首先要保证手法安全。包括穴位按摩手法的禁忌证和手法选择两个方面。对预防保健按摩要做到平稳自然，避免生硬粗暴，造成继发性损伤；对排出淤乳要根据解剖因势利导，逐渐加力，力度恰当，可应用多种手法组合来实现，避免图快方便，造成排乳不净和外力损伤；对炎症肿块，要根据患者具体病情，选择适宜的体位，采用安全性较高的手法组合，穴位与肿块重叠时，要避免过度刺激肿块，导致炎症扩散和感染加重，形成脓肿。只有在确保安全的前提下，才能获得期望的治疗效果。

2. 穴位定位准确 重点强调乳周穴位的准确定位。哺乳状态下，乳房明显增大；生理性乳胀时，肿胀的乳房边界发生改变；乳汁淤积或炎症时，一侧乳房肿大或局部腺叶肿大，可能产生两侧乳房不对称和乳头偏移；加上乳腺肿痛明显时，触摸乳腺下方骨性标志困难，给应用骨度折量定位法对乳腺周围穴位的准确定位带来一定困扰。因此，临床乳腺按摩在乳房和乳周穴位定位时，要充分考虑以上影响因素，根据具体情况，通过适当调整体位，综合利用非乳房的其他固定解剖标志和活动标志（人体活动姿势下出现的标志，包括关节、肌肉、肌腱、皮肤随活动出现的空隙、凹陷、皱纹、突起等）定位，如当疾病导致一侧乳头偏移时，可用正常侧乳头水平线与胸骨正中垂直线交点取膻中穴，或取双侧第4肋间中点连线在胸骨的中点。并在临床实践中不断总结经验，保证哺乳生理情况下和疾病病理状态下乳房和乳周穴位的准确定位。非中医针灸专业者应学习和熟练掌握骨度折量定位法和指寸定位法。在准确定位的基础上，按摩着力方向亦很重要。原则上着力应循经络汇聚方向，主治所在；或朝向病灶所在，主治所及。特殊要求如合谷穴按摩着力要朝向小指。按摩着力方向正确，才能发挥最佳治疗效果。

3. 了解穴位功能 传统推拿按摩是以辨证论治为原则，选择相应的腧穴组合，通过经络调节气血，达到恢复生理状态和治疗疾病目的。故在了解穴位功能基础上选择腧穴是治疗的关键。如膻中隶属任脉，为"八会穴之气会"，侧重调理乳房气机，疏通任脉。膈俞、脾俞、胃俞、肝俞足太阳膀胱经之背俞穴，脏腑之气皆通于背俞，点揉该四穴可疏肝健脾。乳病气血虚弱型可点按双侧肝俞、期门、乳根、少泽、太冲。肝俞属肝之背俞穴，期门为肝之募穴，乳根隶属足阳明胃经，少泽隶属于手太阳小肠经，是经气所出本经之"井"穴，太冲隶属足厥阴肝经，为足厥阴肝经原穴，取以上穴位可益气行血，气血足则乳汁生。按揉缺盆、膻中、乳中、乳根、气户、库房、屋翳，以上穴均属足阳明胃经，位于乳房周围，有行气通络、活血散结之效。故临床选取穴位应围绕"三经二脉"所主证候的描述，在充分了解掌握各穴位功能的基础上，结合中医的四诊合参辨证，依据中医理论和诊断方法对患者的证候性质作出判断。根据病症、病体、病情选取相应的治疗穴位。

4. 培养手法技巧 乳腺位置表浅，缺乏骨骼、韧带及肌肉的保护；同时，因泌乳功能需要，其结构精密，易受到外力损伤。故应强调对乳腺和乳周相应穴位运用巧力操作。应根据患者病性、病位、病程、耐受度、年龄、乳房类型、选择的经络、穴位不同决定手法着力，选择对应的穴位按摩加压力度、持续时间、重复次数、手法方式。穴位加压按摩持续时间为3~5秒，强刺激穴位一般选择3秒，注意手法的张弛过渡；病灶及附近穴位按摩着力要适当，以免造成损伤；重复次数一般掌握在 5 次以内。穴位按摩手法的力度、弹性、速度、幅度和频率，在于反复实践、总结思考、用心体会，逐步达到力由心生、功随手至、巧力寸劲、随心所欲。切不可追求速度，生硬粗暴，损伤组织。乳腺穴位按摩，力度适当是保证深透作用和得气调节的操作基础；力度技巧是确保安全并达到治疗目的的根本保证。

5. 注意沟通疏导　手法作用力能否达到深透，患者的得气感是重要指标。得气感强，则说明操作作用力深透，能疏通经络，阻断病理反射，达到治疗疾病的目的。穴位按摩要获得最佳得气效果，必须得到患者的理解配合。穴位按摩操作手法轻度感应柔和，中度感应明显，重者感应强烈。治疗前准备和过程中要通过充分沟通交流，让患者清晰了解治疗目的、治疗过程、治疗反应、配合事项、安全须知，提高患者在治疗过程中的配合意识和依从性，顺利协调穴位按摩过程中最大耐受度的沟通配合，保证最佳手法力度和持续时间，确保疗效。

第四节　临床常用穴位

根据文献分析，临床乳腺按摩常用的穴位依次为膻中（122 次）、乳根（110 次）、少泽（88 次）、足三里（54 次）、乳中（43 次）、膺窗（42 次）、天池（37 次）、中府（36 次）、膈俞（32 次）、合谷（32 次）、肝俞（29 次）、脾俞（28 次）、屋翳（25 次）、三阴交（25 次）等。膻中为气之会，具有调气的作用，且调气作用强，能行气活血、宽中理气，通经络脏腑，以促进乳汁的分泌；乳根为足阳明胃经腧穴，阳明为多气多血之经，经乳部，可疏导阳明经气，调畅乳部气血，从而达到催乳作用；少泽属于手太阳小肠经的井穴，通过按摩能够补气血之不足，气血得养后自然乳汁就会增多，起到通乳、生乳的功效。三穴联合按摩，远近相配，使经脉得通，气血得养，则乳少自愈。临床报道多个研究均将膻中、乳根、少泽三穴合用，结果泌乳始动时间缩短，泌乳量提高。

乳腺按摩方法文献报道依次有沿乳腺管从乳根向乳头方向按摩乳房，梳篦法（左手托住乳房，右手四指分开成梳子状，从乳房根部向乳头方向牵拉），螺旋环形按摩，牵拉按压乳头等，出现的频次分别为 7，7，5，4 次。乳腺按摩能疏通乳腺管，不仅能促进乳汁分泌，而且能够减轻乳房胀痛，临床报道多个研究的结论与此相符。

根据乳腺按摩标准化规程，常用穴位汇总如下。

1. 神庭

【定位】在头部，前发际正中直上 0.5 寸（图 5-1）。

【主治】①癫狂痫、失眠、惊悸等神志病证。②头痛、目眩、目赤、目翳、鼻渊、鼻衄等头面五

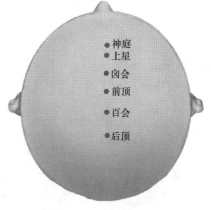

图 5-1　头顶部相关穴位

官病证。

2. 百会

【定位】在头部，前发际正中直上 5 寸（图 5-1）。

【主治】①痴呆、中风、失语、失眠、健忘、癫狂痫证、癔症等神志病证。②头风、头痛，眩晕、耳鸣等头面病证。③脱肛、阴挺、胃下垂、肾下垂等气失固摄而致的下陷性病证。

3. 天冲

【定位】在头部，耳根后缘直上，入发际 2 寸（图 5-2）。

【主治】①头痛。②癫痫。③齿龈肿痛。

4. 风池

【定位】在颈后区，枕骨之下，胸锁乳突肌上端与斜方肌上端之间的凹陷中（图 5-3）。

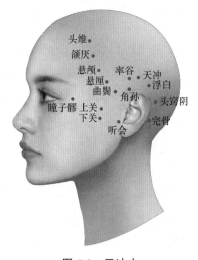

图 5-2　天冲穴

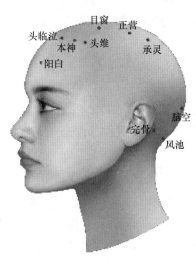

图 5-3　风池穴

【主治】①中风、癫痫、头痛、眩晕、耳鸣、耳聋等内风所致的病证。②感冒、鼻塞、衄衄、目赤肿痛、口眼㖞斜等外风所致的病证。③颈项强痛。

5. 大椎

【定位】在脊柱区，在第 7 颈椎棘突下凹陷中，后正中线上（图 5-4）。

【主治】①热病、疟疾、恶寒、发热、咳嗽、气喘等外感病证。②骨蒸潮热。③癫狂痫证、小儿惊风等神志病证。④项强、脊痛。⑤风疹、痤疮。

6. 风门

【定位】在脊柱区，在第 2 胸椎棘突下，后正中线旁开 1.5 寸（图 5-4）。

【主治】①感冒、咳嗽、发热、头痛等外感病证；②项强、胸背痛。

7. 肩井

【定位】在肩胛区，第 7 颈椎棘突与肩峰最外侧点连线的中点（图 5-4）。

【主治】①颈项强痛，肩背疼痛，上肢不遂。②难产、乳痈、乳汁不下、乳癖等

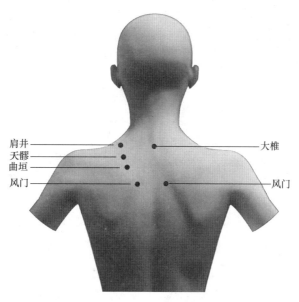

图 5-4　大椎穴、风门、天髎穴

妇产科及乳房疾患。③瘰疬。

8. 天髎

【定位】在肩胛区，肩胛骨上角骨际凹陷（图 5-4）。

【主治】①肩臂痛。②颈项强急。

9. 屋翳

【定位】在胸部，第 2 肋间隙，前正中线旁开 4 寸（图 5-5）。

【主治】①咳嗽、气喘、咳唾脓血、胸胁胀痛等胸肺病证。②乳痈、乳癖等乳疾。

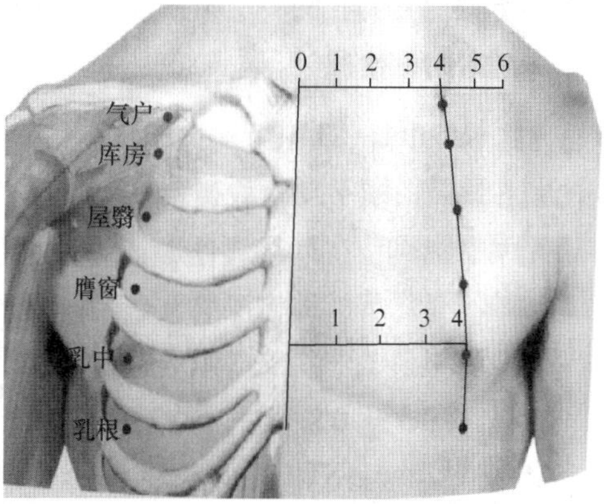

图 5-5　屋翳穴

10. 膺窗

【定位】在胸部，第 3 肋间隙，前正中线旁开 4 寸（图 5-5）。

【主治】①咳嗽、气喘、胸胁胀痛等胸肺病证。②乳痈。

11. 天突

【定位】在颈前区，胸骨上窝中央，前正中线上（图 5-6）。

【主治】①咳嗽、哮喘、胸痛、咽喉肿痛等肺系病证。②瘿气、梅核气、噎膈等气机不畅病证。

12. 膻中

【定位】在胸部，横平第 4 肋间隙，前正中线上（图 5-6）。

【主治】①咳嗽，气喘、胸闷、心痛、噎膈、呃逆等胸中气机不畅的病证。②产后乳少、乳痈、乳癖等胸乳病证。

13. 乳中

【定位】在胸部，乳头中央（图 5-6）。

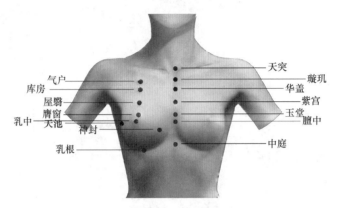

图 5-6　胸部相关穴位

【主治】①乳痈。②难产。

14. 神封

【定位】在胸部，第 4 肋间隙，前正中线旁开 2 寸（图 5-6）。

【主治】①胸胁支满、咳嗽、气喘等胸肺疾患。②乳痈。③呕吐，不嗜食。

15. 天池

【定位】在胸部，第 4 肋间隙，前正中线旁开 5 寸（图 5-6）。

【主治】①咳嗽、痰多、胸闷、气喘、胸痛等心肺病证。②腋下肿痛，乳痈。③瘰疬。

16. 乳根

【定位】在胸部，第 5 肋间隙，前正中线旁开 4 寸（图 5-6）。

【主治】①乳痈、乳癖、乳少等乳部疾患。②咳嗽、气喘、呃逆。③胸痛。

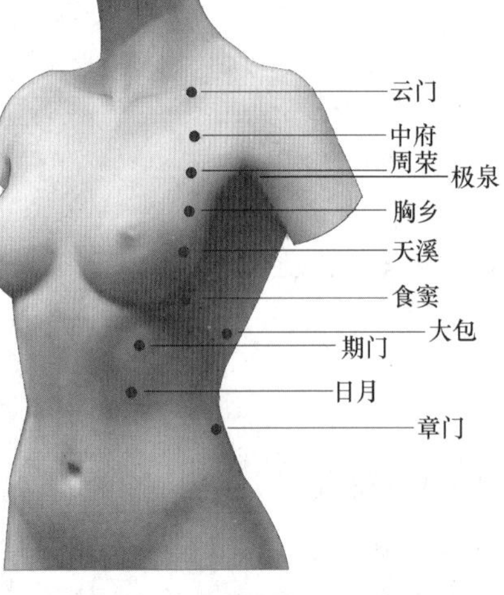

图 5-7　侧胸部相关穴位

17. 天溪

【定位】在胸部，第 4 肋间隙，前正中线旁开 6 寸（图 5-7）。

【主治】①胸胁疼痛，咳嗽。②乳痈，乳少。

18. 中府

【定位】在胸部，横平第 1 肋间，锁骨下窝外侧，前正中线旁开 6 寸（图 5-7）。

【主治】①咳嗽、气喘、胸满痛等胸肺病证。②肩背痛。

19. 食窦

【定位】在胸部，第 5 肋间隙，前正中线旁开 6 寸（图 5-7）。

【主治】①胸胁胀痛。②噫气、反胃腹胀等

胃气失降性病证。③水肿。

20．期门

【定位】在胸部，第 6 肋间隙，前正中线旁开 4 寸（图 5-7）。

【主治】①胸胁胀痛、呕吐、吞酸、呃逆、腹胀、腹泻等肝胃病证。②奔豚气。③乳痈。

21．极泉

【定位】在腋区，腋窝中央，腋动脉搏动处（图 5-7）。

【主治】①心痛、心悸等心疾。②肩臂疼痛、胸胁疼痛、臂丛神经损伤等痛证。③腋臭。④上肢针麻用穴。

22．鸠尾

【定位】在上腹部，剑胸结合下 1 寸，前正中线上（图 5-8）。

【主治】①癫狂痫。②胸痛。③腹胀，呃逆。

23．巨阙

【定位】在上腹部，脐中上 6 寸，前正中线上（图 5-8，图 5-9）。

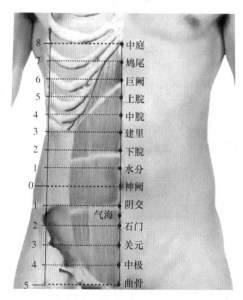

图 5-8　腹正中骨度折量定位法示相关穴位

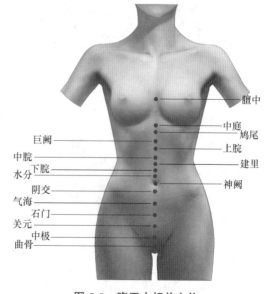

图 5-9　腹正中相关穴位

【主治】①癫狂痫。②胸痛，心悸。③呕吐，吞酸。

24．中脘

【定位】在上腹部，脐中上 4 寸，前正中线上（图 5-8，图 5-9）。

【主治】①胃痛、腹胀、纳呆、呕吐、吞酸、呃逆、小儿疳积等脾胃病证。②黄疸。③癫狂，脏躁。

25．关元

【定位】在下腹部，脐中下 3 寸，前正中线上（图 5-8，图 5-9）。

【主治】①中风脱证、虚劳冷惫、羸瘦无力等元气虚损病证。②少腹疼痛，疝气。

③腹泻、痢疾、脱肛、便血等肠腑病证。④五淋、尿血、尿闭、尿频等泌尿系病证。⑤遗精、阳痿、早泄、白浊等男科病。⑥月经不调、痛经、经闭、崩漏、带下、阴挺、恶露不尽、胞衣不下等妇科病证。⑦保健灸常用穴。

26. 天枢

【定位】在腹部，横平脐中，前正中线旁开 2 寸（图 5-10）。

【主治】①腹痛、腹胀、便秘、腹泻、痢疾等胃肠病证。②月经不调、痛经等妇科疾患。

27. 天宗

【定位】在肩胛区，肩胛冈中点与肩胛骨下角连线上 1/3 与下 2/3 交点凹陷中（图 5-11）。

【主治】①肩胛疼痛、肩背部损伤等局部病证。②气喘。

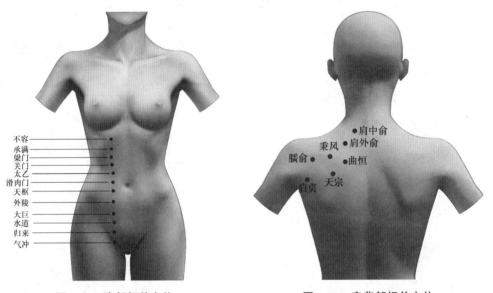

图 5-10　腹部相关穴位　　　　　图 5-11　肩背部相关穴位

28. 督俞

【定位】在脊柱区，第 6 胸椎棘突下，后正中线旁开 1.5 寸（图 5-12）。

【主治】①心痛，胸闷；②寒热，气喘；③腹胀、腹痛、肠鸣、呃逆等胃肠病证。

29. 膈俞

【定位】在脊柱区，第 7 胸椎棘突下，后正中线旁开 1.5 寸（图 5-12）。

【主治】①血瘀诸证。②呕吐、呃逆、气喘、吐血等上逆之证。③瘾疹，皮肤瘙痒。④贫血。⑤潮热，盗汗。

30. 肝俞

【定位】在脊柱区，第 9 胸椎棘突下，后正中线旁开 1.5 寸（图 5-12）。

【主治】①胁痛、黄疸等肝胆病证。②目赤、目视不明、目眩、夜盲、迎风流泪等目疾。③癫狂痫。④脊背痛。

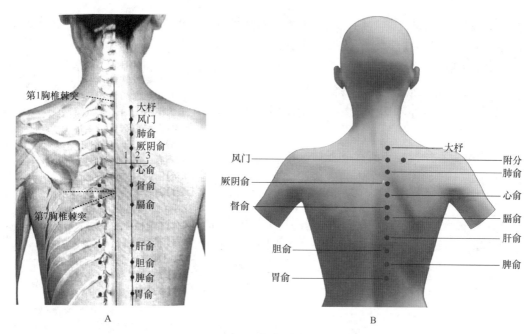

图 5-12　背部相关穴位

注：A. 以胸椎棘突定位穴位；B. 体表定位穴位

31. 胆俞

【定位】在脊柱区，第 10 胸椎棘突下，后正中线旁开 1.5 寸（图 5-12）。

【主治】①黄疸、口苦、胁痛等肝胆病证。②肺痨，潮热。

32. 脾俞

【定位】在脊柱区，第 11 胸椎棘突下，后正中线旁开 1.5 寸（图 5-12）。

【主治】①腹胀、纳呆、呕吐、腹泻、痢疾、便血、水肿等脾胃肠腑病证。②身体消瘦。③背痛。

33. 胃俞

【定位】在脊柱区，第 12 胸椎棘突下，后正中线旁开 1.5 寸（图 5-12）。

【主治】①胃脘痛、呕吐、腹胀、肠鸣等胃疾。②多食善饥，身体消瘦。

34. 上髎

【定位】在骶区，正对第 1 骶后孔中（图 5-13）。

【主治】①大小便不利。②月经不调、带下、阴挺等妇科病证。③腰骶痛。

35. 次髎

【定位】在骶区，正对第 2 骶后孔中（图 5-13）。

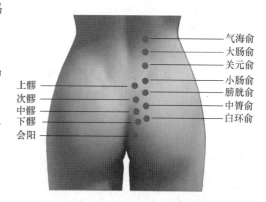

图 5-13　腰臀部相关穴位

【主治】①月经不调、痛经、带下等妇科病证。②腰骶痛。③小便不利。④遗精、阳痿等男科疾病。⑤疝气。

36. 中髎

【定位】在骶区，正对第 3 骶后孔（图 5-13）。

【主治】①月经不调，带下。②腰骶痛。③小便不利。

37. 下髎

【定位】在骶区，正对第 4 骶后孔中（图 5-13）。

【主治】①腹痛。②带下。③腰骶痛。

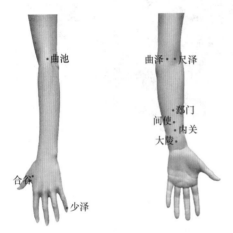

图 5-14   前臂和指部相关穴位

38. 曲池

【定位】在肘区，在尺泽与肱骨外上髁连线中点凹陷处（图 5-14）。

【主治】①手臂痹痛、上肢不遂等上肢病证。②热病。③眩晕。④腹痛吐泻等肠胃病证。⑤咽喉肿痛、齿痛、目赤肿痛等五官热性病证。⑥瘾疹、湿疹、瘰疬等皮外科疾患。⑦癫狂。

39. 合谷

【定位】在手背，第 2 掌骨桡侧的中点处（图 5-14）。

简便取穴法：以一手的拇指指间关节横纹，放在另一手拇、示指之间的指蹼缘上，当拇指尖下是穴。

【主治】①头痛、目赤肿痛、齿痛、鼻衄、口眼㖞斜、耳聋等头面五官诸疾。②发热恶寒等外感病证。③热病无汗或多汗。④经闭，滞产等妇产科病证。⑤牙拔除术，甲状腺手术等口面五官及颈部手术针麻常用穴。

40. 少泽

【定位】在手指，小指末节尺侧，指甲根角侧上方 0.1 寸（图 5-14）。

【主治】①乳痛、乳少等乳疾。②昏迷、热病等急证、热证。③头痛、目翳、咽喉肿痛等头面五官病证。

41. 内关

【定位】在前臂前区，腕掌侧远端横纹上 2 寸，掌长肌腱与桡侧腕屈肌腱之间（图 5-14）。

【主治】①心痛、胸闷、心动过速或过缓等心系病证。②胃痛、呕吐、呃逆等胃腑病证。③中风，偏瘫，眩晕，偏头痛。④失眠、郁证、癫狂痫等神志病证。⑤肘臂挛痛。

42. 大陵

【定位】在腕前区，腕掌侧远端横纹中，掌长肌腱与桡侧腕屈肌腱之间（图 5-14）。

【主治】①心痛、心悸、胸胁满痛。②胃痛、呕吐、口臭等胃腑病证。③喜笑悲恐、癫狂痫等神志疾患。④臂、手挛痛。

43. 梁丘

【定位】在股前区，髌底上 2 寸，股外侧肌与股直肌肌腱之间（图 5-15）。

【主治】①急性胃痛。②膝肿痛、下肢不遂等下肢病证。③乳痈、乳痛等乳疾。

44. 丰隆

【定位】在小腿外侧，外踝尖上 8 寸，胫骨前肌外缘，条口外侧 1 横指处（图 5-16，图 5-17）。

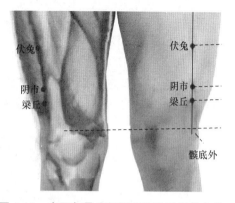

图 5-15　大腿部骨度折量定位法示相关穴位

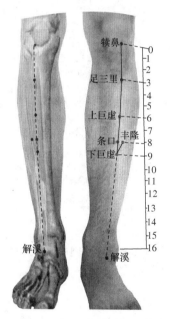

图 5-16　小腿部骨度折量
定位法示相关穴位

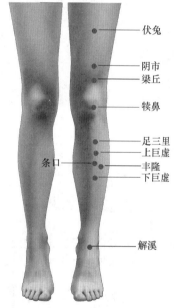

图 5-17　小腿部相关穴位

【主治】①头痛，眩晕。②癫狂。③咳嗽、痰多等痰饮病证。④下肢痿痹。⑤腹胀，便秘。

45. 上巨虚

【定位】在小腿外侧，犊鼻下 6 寸，犊鼻与解溪连线上（图 5-16，图 5-17）。

【主治】①肠鸣、腹痛、腹泻、便秘、肠痈、痢疾等胃肠疾病。②下肢痿痹。

46. 下巨虚

【定位】在小腿外侧，犊鼻下 9 寸，犊鼻与解溪连线上（图 5-16，图 5-17）。

【主治】①腹泻、痢疾、小腹痛等胃肠疾病。②下肢痿痹。③乳痈。

47. 足三里

【定位】在小腿外侧，犊鼻下 3 寸，胫骨前嵴外 1 横指处，犊鼻与解溪连线上（图 5-16，图 5-17）。

【主治】①胃痛、呕吐、噎膈、腹胀、腹泻、痢疾、便秘等胃肠病证。②下肢痿痹。③癫狂等神志病。④乳痈、肠痈等外科疾患。⑤虚劳诸证为强壮保健要穴。

48. 中都

【定位】在小腿内侧，内踝尖上 7 寸，胫骨内侧面的中央（图 5-18，图 5-19）。

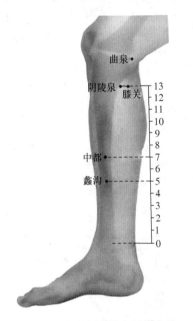

图 5-18 小腿内侧骨度折量定位法示相关穴位

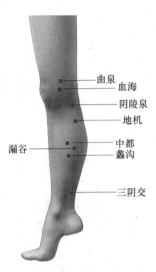

图 5-19 小腿内侧相关穴位

【主治】①疝气，小腹痛。②崩漏，恶露不尽。③泄泻。

49. 三阴交

【定位】在小腿内侧，内踝尖上 6 寸，胫骨内侧缘后际（图 5-19）。

【主治】①肠鸣、腹胀、腹泻等脾胃虚弱诸证。②月经不调、带下、阴挺、不孕、滞产等妇产科病证。③遗精、阳痿、遗尿等泌尿生殖系统疾患。④心悸、失眠、高血压。⑤下肢痿痹。⑥阴虚诸证。

50. 阴陵泉

【定位】在小腿内侧，胫骨内侧髁下缘与胫骨内侧缘之间的凹陷中（图 5-18、图 5-19）。

【主治】①腹胀、腹泻、水肿、黄疸。②小便不利、遗尿、尿失禁。③阴部痛、痛经、遗精。④膝痛。

51. 血海

【定位】在股前区，髌底内侧端上 2 寸，股内肌隆起处（图 5-19）。

【主治】①月经不调、痛经、经闭等妇科病。②瘾疹、湿疹、丹毒等血热性皮肤病。③膝股内侧痛。

52. 解溪

【定位】在踝区，踝关节前面中央凹陷中，拇长伸肌腱与趾长伸肌腱之间（图 5-20）。

【主治】①下肢痿痹、踝关节病、足下垂等下肢、踝关节疾患。②头痛，眩晕。③癫狂。④腹胀，便秘。

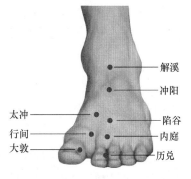

图 5-20 足部相关穴位

53. 陷谷

【定位】在足背，第 2、3 跖骨间，第 2 跖趾关节近端凹陷中（图 5-20）。

【主治】①面肿、水肿等水液输布失常性疾患。②足背肿痛。③肠鸣，腹痛。

54. 冲阳

【定位】在足背，第 2 跖骨基底部与中间楔状骨关节处，可触及足背动脉（图 5-20）。

【主治】①胃痛。②口眼㖞斜。③癫狂痫。④足痿无力。

55. 内庭

【定位】在足背，第 2、3 趾间，趾蹼缘后方赤白肉际处（图 5-20）。

【主治】①齿痛、咽喉肿痛、鼻衄等五官热性病症。②热病。③吐酸、腹泻、痢疾、便秘等肠胃病症。④足背肿痛，跖趾关节痛。

56. 行间

【定位】在足背，第 1、2 趾间，趾蹼缘后方赤白肉际处（图 5-20）。

【主治】①中风、癫痫、头痛、目眩、目赤肿痛、青盲、口㖞等肝经风热病证。②月经不调、痛经、闭经、崩漏、带下等妇科经带病证。③阴中痛，疝气。④遗尿、癃闭、五淋等泌尿系病证。⑤胸胁满痛。

57. 太冲

【定位】在足背，第 1、2 跖骨间，跖骨底结合部前方凹陷中，或触及动脉搏动（图 5-20）。

【主治】①中风、癫狂痫、小儿惊风、头痛、眩晕、耳鸣、目赤肿痛、口㖞、咽痛等肝经风热病证。②月经不调、痛经、经闭、崩漏、带下、难产等妇科病证。③黄疸、胁痛、腹胀、呕逆等肝胃病证。④癃闭，遗尿。⑤下肢痿痹，足跗肿痛。

第六章　乳腺按摩基本手法

第一节　乳腺按摩基本手法规范化的意义

乳腺手法按摩穴位推拿是产后乳腺临床康复最常使用的疗法，是产后乳房保健和康复治疗的经典手法，也是临床疗效最为肯定的按摩推拿手法，目前已成为产后乳腺临床康复治疗使用频率最高的疗法，对产后乳腺保健、乳汁淤积、缺乳少乳、乳腺炎等产后泌乳问题和并发症有独特疗效，疗效肯定。近年，乳腺按摩穴位推拿手法已成为产后康复研究的热点，也是临床产后乳腺康复护理研究的重点之一。乳腺按摩手法操作要求柔和、均匀、持久、深透、连贯、美感，从而达到功力"渗透"。手法按摩所谓"技巧"，是指手法力量必须用巧力，这种力量根据患者的病症、体质、部位等相应情况来决定。在临床操作中，操作者主要是依据哺乳产妇的临床需求和特定症状，去确定按摩推拿基本手法力度、部位、方向、时间以及操作时的技巧等实际问题，个人主观性较强。相同的手法，相同的部位，不同的操作手法和流程，有时效果会相差很大。从事临床多年的专业人员尚且如此，作为初学者就更无所适从。因此，正确的基本手法是形成操作技能的第一环节。按摩以手用力，以肩、肘、腕关节连接于躯干，手指又以掌指关节、指间关节连接于手掌，为手和指提供了多维的自由度，赋予手和指运动的高度灵活性。手法是一种多关节、多肌肉参与的运动，完成一个特定的手部动作可以有多种不同的关节和肌肉运动的组合。因此，按摩手法的内涵极其复杂。研究基本技能和基础理论首先要探索建立按摩推拿基本手法。由于科技水平、认识方法和研究手段等主客观诸多因素的限制，按摩手法的作用机制目前仍存在诸多疑惑。按摩手法力作用于机体的机械感受器，引起感受器发放动作电位，向中枢传入感觉性冲动信号，从而发挥对人体调整功能的激活作用。按摩手法作用于乳腺组织、相关经络和穴位，目的是保护乳腺组织和结构，预防疾病，消除病理状态，促进健康泌乳。

基本手法是其治疗效果发挥的始动因素。乳腺按摩治疗同一疾病，不同医生实施时，可能存在着千差万别的效果。其主要原因之一就在于各个医生基本手法的差异。手法动力形式的变化决定和影响着推拿按摩临床治疗效果。强调有虚有实、虚实结合、轻重交替、刚柔相济，才能恰到好处。

乳腺按摩临床实践要求有标准化、规范化的基本手法来规范临床按摩操作，保证手法质量，确保临床疗效，提高临床疗效的可重复性。建立标准化、规范化、精准化的基本手法已成为乳腺康复按摩急需解决的重要课题。目前临床乳腺按摩手法种类繁多，且手法命名不统一，缺乏标准化基本手法来规范临床手法操作。手法操作要求不统一、不规范，在临床操作、教学中产生诸多问题，也不利于对临床康复治疗效果进行比较和评判。同时，在临床培训教学中可以评判按摩操作手法的动作是否正确、到位、规范，使乳腺按摩推拿教学有的放矢，有利于及时纠正不规范的手法操作，提高学习者手法操作的规范性。

第二节 乳腺按摩基本手法

根据临床经验和治疗路径需求，将乳腺按摩和穴位按摩推拿的基本手法统一名称和标准，汇总如下。

一、搓抚法

搓抚法可作为整个按摩程序的起始动作，帮助病患习惯按摩师的接触，促进全身或局部放松。通过松弛紧张的肌肉，可间接止痛，放松神经。操作者可利用此法感觉患者的放松情形。搓法通常作为手法与手法之间的接续动作，可作为整个按摩程序的结束动作。抚法具有放松、安抚之作用，可止痛、降低肌肉紧张。搓法可使深层及浅层组织血管扩张，加快局部血液循环。若施以稍快的速率，可刺激神经末梢，产生全身精力充沛感。

1. 抚法

（1）乳体环摩：五指并拢，双手掌面紧贴于乳房皮肤，用手腕部伸直带动手掌进行顺时针平稳环绕乳房的太极式推摩（图6-1）。环摩时用力均匀，动作轻柔，不要发出拍打声响。可扩张乳房周围血管，促进血液循环。

（2）环摩胸胁：操作者站于头侧，双手掌面起始于胸骨上端，以乳房为中心同时做相反方向的环形摩动，范围由小到大，直至覆盖整个胸胁。动作均匀柔和，灵活自然。可疏肝理气，运气活血。

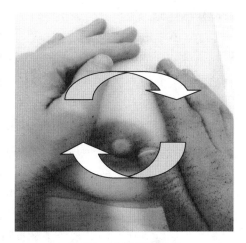

图 6-1 乳体环摩手法

2. 揉法

（1）轻揉乳晕：一手拇指和其他四指呈"C"字形环绕固定整个乳房，另一只手拇指或示指、中指腹轻揉乳晕，直至乳晕柔软（图6-2），目的是使位于乳晕部的输乳管扩张，减轻乳晕水肿，为排乳疏通出口。

（2）鱼际揉摩：一手轻托乳房给予支撑，另一手掌稍收拢，五指并拢呈弓状，用小鱼际肌掌侧从乳房根部顺乳管向乳头方向纵向做滑动揉摩。抚摩动作从乳房根部向乳头方向逐渐加压，力量均衡，用力适度，双手交替，覆盖全乳（图6-3）。目的是增强改善乳腺血液循环，疏通乳管，排出淤乳。

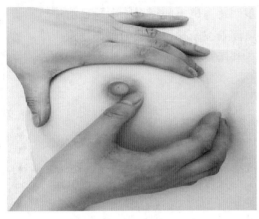

图 6-2   轻揉乳晕手法

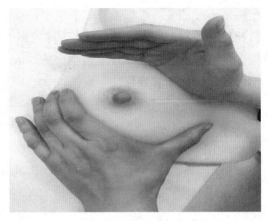

图 6-3   鱼际揉摩手法

（3）单（双）掌摩腹：患者自然呼吸，单掌或双手掌重叠置于腹部，掌根沿中脘 - 左天枢 - 关元 - 右天枢做环形摩揉，兼顾正中冲脉诸穴位，先逆时针，后顺时针重复，沉摩慢移，用力要稳，穴位处加力，推进速度要缓慢而均匀。有健脾、养胃、生津作用。

（4）乳腺环摩：一手轻轻固定乳房，另一手以腕部力量带动整个手掌从乳房基底部向乳头方向做顺时针环摩，范围从大到小，直至覆盖整个乳房，再做逆时针环摩，范围从小到大，按摩力度缓和均匀，目的是促进血液循环，促进泌乳。

（5）叠掌摩胸：患者自然呼吸，单掌或双手掌重叠置于胸部乳房上，掌根从乳房右侧上方沿基部顺时针旋转揉摩，到原点后逆时针重复做环形摩揉，沉摩慢移，用力要稳，穴位处加力，移动速度要缓慢而均匀。

（6）直摩乳房：一手手掌置于锁骨下，手掌向下用轻柔均匀力量推揉至乳房根部，然后沿原路线重复动作返回。向下以利用大鱼际力量为主，向上以利用小鱼际力量为主，手掌稍呈空心状，手法连贯不断，推揉速度逐渐加快，注意手法柔而不浮，沉而不滞，勿揪皮肤。

（7）侧摩乳房：一手掌置于两乳房中点推摩至乳房外缘，返回时以五指指腹勾压乳腺同时推摩，并向回带，然后重复（图 6-4）。推摩时用力均匀，缓慢移动。

（8）斜摩乳房：一手掌置于胸骨与肋缘交界处，推摩乳房至腋下，返回时以五指指腹勾压乳腺同时推摩，并向回带，然后重复。推摩时用力均匀，缓慢移动。

（9）"8"字揉推：操作者站于患者一侧，以对侧乳房外缘底部为起点，用单侧手掌面沿双侧乳房做"8"字形环绕式揉推（图 6-5）。过程中向上向内时要有力、渗透，向下向外时力度要均匀、轻柔。目的是促进血液循环，提升乳腺细胞活力，协助乳房塑形回位。

（10）直摩胁肋：用两手掌面自腋下挟住产妇胸廓的左右两侧，相对用力，沿腋下至髂嵴上做单方向的摩抚动作（图 6-6）。相对快速，逐渐加力。用于疏通经络，疏解肝气郁结，增加乳房血液循环，放松肌肉。

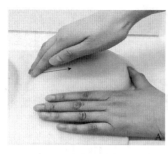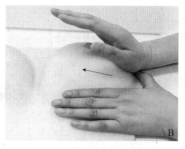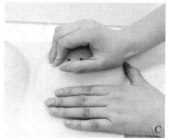

图 6-4　侧摩乳房手法

注：依照 A、B、C 顺序进行操作，箭头所指为用力方向

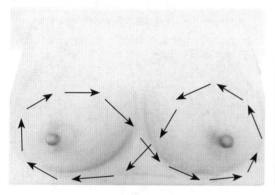

图 6-5　"8"字揉推手法

注：箭头所指为用力方向

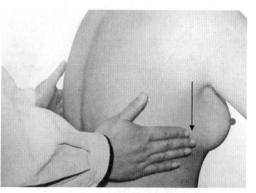

图 6-6　直摩胁肋手法

注：箭头所指为动作方向

（11）旋摩胁肋：双手重叠，掌根从腋下往髂骨方向做逆时针螺旋式抚摩动作，到达髂骨后反转，再向上做顺时针螺旋式抚摩动作，收于乳房，沉摩慢移，如此反复。用于疏肝理气，可疏通经络，放松肌肉。

3. 搓法

（1）搓擦胁肋：用两手掌面自腋下挟住产妇胸廓的左右两侧，相对用力做一前一后的来回快速搓揉，即双掌对揉的动作，沿胁肋搓至髂骨上方，完成一次算一遍（图 6-7）。疏肝理气，可疏通经络，放松肌肉。

（2）乳腺揉搓：双手掌相对，轻轻来回平行揉搓整个乳房，不断沟通，调节力度。目的是加快乳房血液循环，扩张乳腺导管。

（3）胸骨搓摩：双手相对并拢，用小鱼际和小指侧面在胸骨前上下推搓，用力均匀，穴位处加力，不应带动皮肤。上至胸骨顶部天突，下至剑突巨阙（图 6-8）。疏通任脉，缓解胀痛。

（4）搓摩乳晕：将双手拇指或示指相对置于乳头两侧乳晕上，相对用力做一上一下、一左一右地来回快速搓摩（图 6-9），目的是使位于乳晕部的输乳管扩张，减轻乳晕水肿，为排乳疏通出口。

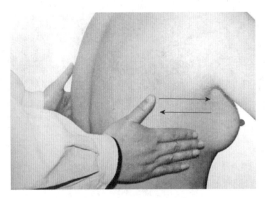

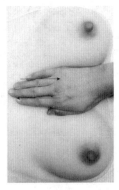

图 6-7　搓擦胁肋手法
注：箭头所指为用力方向

图 6-8　胸骨搓摩手法
注：箭头所指为用力方向

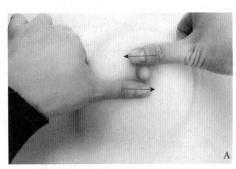

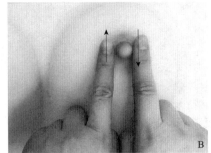

图 6-9　搓摩乳晕手法
注：A. 一左一右搓摩；B. 一上一下搓摩；箭头所指为用力方向

二、推揉法

1. 推揉任脉　单掌或叠掌，掌根着力，手腕上翘，五指伸直，适度背屈，沿任脉从胸骨上天突穴至耻骨联合处关元穴，垂直方向掌根旋转推揉腹部及诸穴位，用力均匀，沉力慢移，逐渐加力，上下交替重复。功能为孕育阴柔，调经止带，理气和血，健脾和胃。

2. 平推胸骨　用示指、中指、环指指腹，沿着胸骨从上到下进行单方向的直线推揉，穴位处加力，点揉天突、膻中、鸠尾、巨阙，重复 10 次。然后从膻中向乳中方向反向平推 10 次，此法可疏通任脉，调理气血。

3. 罩杯推揉　张开拇指，其余四指并拢，手呈弓形罩杯状，从近侧乳房外缘底部向上向内做交替揉推动作（图 6-10）。过程中力度要有力、均匀、渗透，目的是促进血液循环，提升乳腺细胞活力，协助乳房塑形回位。

4. 足背（反射区）推摩　一手固定足部，另一只手用拇指、示指或中指按摩足背第 2、3、4 跖骨中央区域，推摩时由下往上直线推揉，逐渐加力，感到热、酸、胀为宜（图 6-11）。此法可推揉足阳明胃经的解溪、冲阳、陷谷（跖 2、3 间），足厥阴肝经的太冲（跖 1、2 间），顺跖骨，通过足背乳腺反射区推摩，疏通经络，抑制乳腺

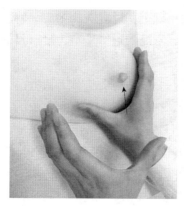

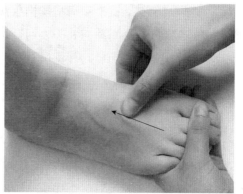

图 6-10　罩杯推揉手法
注：箭头所指为用力方向

图 6-11　足背反射区推摩手法
注：箭头所指为用力方向

部位的病理冲动，改善泌乳。

5. 分推前臂　操作者站于头侧，双手拇指与其他四指张开，分别握住双手上臂，继而从上臂最上端同时向前、向下直推至可及范围，力度均匀、持久、有力。起到调和阴阳、镇静安神的作用。

三、压排法

压排法根据乳腺管解剖分布，从末梢向主乳管推排乳汁，促进淤乳循乳腺导管排出；通过挤压与放松的交替进行，可促进局部血液和淋巴循环，减轻局部水肿；增进组织、皮肤延展性，减轻肿胀感；能促进结缔组织、肌肉放松，进而缓解疼痛。压排法主要用于疏通乳管，促进淤乳循乳腺导管排出；通过结缔组织、肌肉放松缓解疼痛，帮助放松。

1. 推排法

（1）拇指揉推：一手托起乳房，另一手拇指指腹从乳房基底部沿乳腺管分布向乳头方向做轻柔的环旋推摩（图 6-12）。此手法主要用于需要疏通而用三指揉推不便部位（如按摩者近侧）的按摩。动作由轻到重，再由重到轻，不断沟通，调节力度。目的是疏通乳腺管，促使淤乳自乳管排出。

（2）三指揉推：三指法，用示指、中指、环指的指端或指腹紧贴于乳房皮肤做轻柔的环旋揉动；以大拇指作为支点，相对固定。

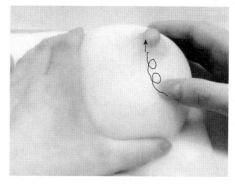

图 6-12　拇指揉推手法
注：黑线代表环旋，箭头所指为乳头方向

于乳房硬结的基底部沿乳腺管分布向乳头方向揉推；动作由轻到重，再由重到轻，不断沟通，调节力度。目的是疏通乳腺管，促使淤乳自乳管排出。

（3）米字揉推：在三指揉推和拇指揉推手法基础上，以乳头为中心，将乳房划分为米字形状，按序从乳房基底部向乳头方向揉推，不断沟通，调节力度。目的是疏通乳腺管，开通闭塞，促使淤乳自乳管排出。

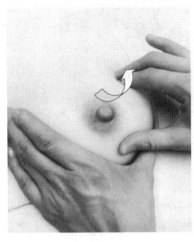

图 6-13　反向推排手法

（注：箭头所指为逆时针方向）

（4）反向推排：一手抓握固定乳房，另一手示指、中指、环指并拢向乳房中心方向按压，继而逆时针回旋向乳房外缘推排，动作轻缓，从乳头近端到乳头远端，由内向外推排整个乳房（图6-13），目的在于减轻乳房水肿，此手法仅用于生理性乳胀。

（5）平推排移：以乳房下方为起点，一手轻托乳房给予支撑，另一手四指并拢，紧贴皮肤，向下稍加用力，以不引起产妇疼痛为宜，然后沿着乳房一侧连续平推，可就近往膻中穴或腋下排移。乳房左右两侧交替进行，直至平推完整个乳房。目的是减轻乳房水肿，缓解胀痛感。

2. 压排法

（1）指压乳晕：将乳晕分为上下左右四面，将拇指或示指、中指的指腹相对平贴于乳晕皮肤，左右及上下进行交替缓慢按压，按压力度由浅入深，保持3秒后，轻轻放开。目的是减轻乳晕水肿，便于排空乳汁。

（2）花朵式挤压：五指分开似爪形，指尖呈"C"字形卡住乳晕外围，用下压和抓捏的共同力量挤压主乳管，不要轻浮滑动，不宜速度太快，一张一弛，反复交替，直至乳汁流出（图6-14）。此动作模拟婴儿早期吮吸，不仅能够促进下垂体前叶分泌催乳素，而且还能激发乳腺管丰富的神经模式及乳晕、乳头的触觉，疏通经络与管道，促进喷乳反射。

（3）脉冲式挤压：一手拇指和其他四指呈"C"字形环绕固定整个乳房，另一手拇指、示指相对放在距离乳头约2 cm处的乳晕上，其他手指自由放松。用拇指、示指的指腹以脉冲式有节奏地向胸壁快速按压，并稍加向内、向中心部位挤揉用力，一张一弛，反复交替（图6-15）。可疏通乳腺管，促进喷乳反射和泌乳。

（4）乳管挤揉：拇指、示指相对放在距离乳头约2 cm处的乳晕上，其他手指自由贴在乳房皮肤上，用拇指的指腹外侧按压固定于乳晕外侧，拇指、示指指腹从对称方向同时相对用力挤揉，向中心部位挤压，一张一弛，反复交替。目的是排出乳管内乳汁，疏通乳管，预防乳栓阻塞，评估乳腺管通畅情况，模拟吮吸，刺激泌乳。

3. 梳排法　十指松散微屈，呈梳子状，沿乳管方向从基部向乳头如梳头状梳理。

（1）梳篦通乳：一手轻轻抓握固定乳房，五指微屈，自然展开，用手指末端指腹接触体表，从乳房根部顺乳管向乳头方向纵向梳篦，做单方向滑动梳篦，压力均匀柔和适中（图6-16）。此法适用于乳房较小的患者，目的是疏通乳管，促进淤乳循乳腺导管排出。

（2）梳捋通乳：一手托起乳房，另一手四指分开屈曲，自然展开呈梳子状，用末

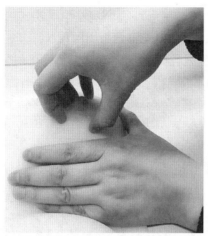

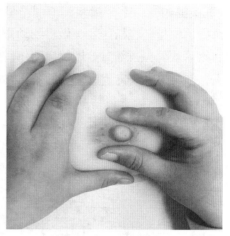

图 6-14　花朵式挤压手法　　　　图 6-15　脉冲式挤压手法

节指腹从乳房根部顺乳管向乳头方向纵向梳捋，单手或双手交替梳捋，直至覆盖全乳（图 6-17）。此法适用于较大乳房，通过疏通乳管，促进淤乳循乳腺导管排出。

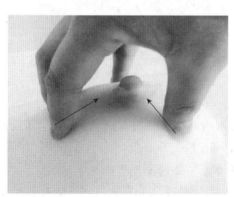

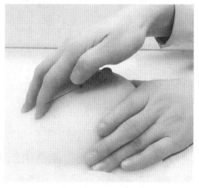

图 6-16　梳篦通乳手法　　　　图 6-17　梳捋通乳手法
注：箭头所指为用力方向　　　　注：箭头所指为用力方向

（3）反向抓梳：患者取健侧卧位，患侧上肢上举至舒适位置，操作者位于后方。双手五指以乳房外侧缘为起始点，往肩胛方向交替抓梳（图 6-18）。目的是舒筋活络、理气消肿。

四、提拉法

提拉法通过乳头提拉动作，矫正乳头内陷；可起到扩张、伸展输乳管的作用，并可刺激乳头、乳晕部的神经末梢，促进排乳。提拉法主要应用于产后乳腺保健、塑形和纠正乳头内陷，减轻乳晕水肿。

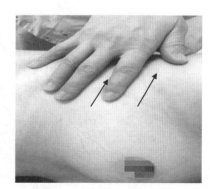

图 6-18　反向抓梳手法
注：箭头所指为用力方向

1. 乳头提扣　一手拇指和其他四指呈"C"字形环绕固定整个乳房，另一手用拇指、示指、中指轻轻抓住乳头做提扣动作，过程中先将乳头周围皮肤撑开，之后垂直加压，然后从乳头根部向上做揉搓动作，刺激乳头、乳晕部的神经末梢（图 6-19），促进排乳，同时对乳头内陷有一定的矫正作用。

2. 乳头提拉　一手拇指和其他四指呈"C"字形环绕固定整个乳房，另一手用拇指、示指、中指轻轻抓住乳头做提拉动作。过程中先用拇指、示指、中指以乳头为中心同时向上向下做捻搓伸展动作（图 6-20），此手法可刺激乳头部的神经末梢，促进排乳。

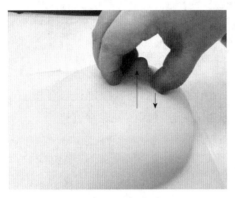
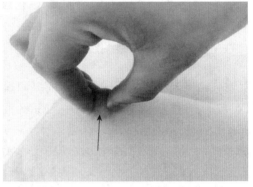

图 6-19　乳头提扣手法
注：箭头所指为动作方向

图 6-20　乳头提拉手法
注：箭头方向为动作方向

3. 托推乳房　双手掌分别置于乳房两侧，作用相对，从乳房基底部向乳头方向托推提拉，如此反复，直至覆盖全乳（图 6-21）。双手托推合拢动作用力沉稳均匀，对称持续。可增加血液循环，激活组织细胞，增强修复能力。

4. 分抹提拉　操作者站于头侧，双手四指并拢，分别从乳房下缘托住整个乳房，然后沿乳房外缘向锁骨中点方向做向上向内的提拉动作（图 6-22）。过程中力度要有

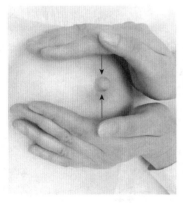
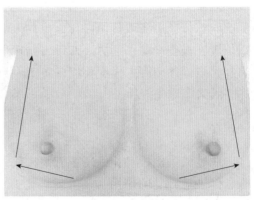

图 6-21　托推乳房手法
注：箭头所指为用力方向

图 6-22　分抹提拉手法
注：箭头所指为动作方向

力、均匀、渗透，目的是促进血液循环，提升乳腺细胞活力，协助乳房塑形回位。

五、抖法

抖法包括抓抖法、颤抖法和震法。抓抖法：双手（单手）呈爪掌式，以指抓住乳房交替反复快速抖动。颤抖法：双手拇指外展，四指屈曲，在乳房两侧交替反复快速抖动。震法：在保健部位产生震颤感的手法，包括拇指震法、骈指震法、四指震法、单掌震法、双手震法。

1. 抖法

拍抖松弛：主要分拍、抖两步。拍，一手"C"字形固定乳房，另一手掌掌心从乳房基部向乳头方向轻轻拍打使乳房震动，动作轻柔；抖，一只手握住乳房一侧，另一只手置于对侧支撑，以手腕部为支点左右快速抖动整个乳房，拍震力度、抖动频率适当，每侧拍1周，抖动5次，重复1次。目的是通过机械振动疏通乳管，促进血液循环，增强乳腺细胞活力。

2. 掌震法

砍震乳房：一手轻托乳房给予支撑，另一手掌稍收拢，五指并拢呈弓状，用手掌小鱼际轻轻砍震乳房。从乳腺基部向乳头方向纵向移动，用力均匀轻柔、砍震动作连贯有节奏，双手交替，顺时针方向环乳一周，覆盖全部乳房（图6-23）。可增加血液循环，激活乳腺细胞，扩张乳管。

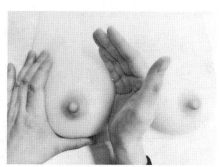

图6-23　砍震乳房手法

六、疏结法

疏结法通过手法按摩打散乳汁淤积后形成的凝结乳块结节，并疏通乳腺管，开通闭塞，促使淤乳自乳管排出。

1. 硬结按摩　一手轻轻固定乳房，另一手拇指指腹贴于皮肤，先按揉乳头近侧端硬结所属的乳管，继而于乳房硬结上直接按揉，后尝试排乳；动作由轻到重，再由重到轻，不断沟通，调节力度。目的是打散直径≤1 cm淤积凝结的乳块结节，疏通乳腺管，开通闭塞，促使淤乳自乳管排出。

2. 硬结揉摩　一手轻轻固定乳房，先按揉乳头近侧端硬结所属的乳管，继而另一只手的拇指及其余四指分别置于乳房硬结两侧，以硬结为中心，以拇指或其余四指交替作为支点，相对用力，分别做轻柔的环旋揉动，后尝试排乳；动作由轻到重，再由重到轻，不断沟通，调节力度。目的是打散直径>1 cm淤积凝结的乳块结节，疏通乳腺管，开通闭塞，促使淤乳自乳管排出。

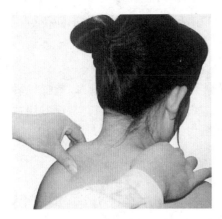

图 6-24　拿捏肩井手法

七、拿捏法

1. 拿捏肩井　以拇指与四指相对，拇指置于肩井穴，其他四指轻扶于肩前，与拇指相对用力，提拿起整个肩部肌肉，一拿一放交替进行（图 6-24），操作时要柔和放松，每拿捏 4 次，持续 1 次，约 5 秒。疏通阳维脉足少阳、手少阳交会穴，可治疗乳癖，消除炎症，调理津液，治疗乳汁不下。

2. 拿捏胸肌　产妇舌抵上腭，全身放松，操作者双手拇指和四指扇形拿捏胸大肌腋下处及胸大肌胸壁处（图 6-25），拿捏 10 次后抖动 2 次，然后重复，力度以受术者能够耐受为度。勿用暴力损伤组织。

八、舒经法

1. 膊擦腰背　用前臂尺侧为着力点按压在腰背部进行来回擦动（图 6-26）。前臂着力点要始终紧贴腰背部，不可摩擦、拖动、跳动或碾动，压力均匀、柔和、适中，动作协调、连贯有节奏，快擦慢移。以揉推膀胱经肝俞、脾俞、胃俞、肾俞（图 6-27），达到补气益血、提高机体免疫力的作用，同时可松弛腰背部肌肉，缓解紧张情绪。

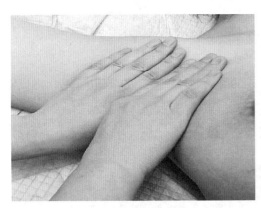

图 6-25　拿捏胸肌手法

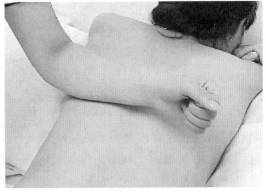

图 6-26　膊擦腰背手法

2. 揉压极泉　取舒适体位，妥善安置患乳侧上肢，充分暴露腋窝。可以以一手四指指腹或大小鱼际轻轻揉压极泉穴及周围组织，先揉后压，动作缓慢，由浅入深，每揉压 4 次，保持持续按压 1 次，约 5 秒。目的是宽胸理气，通畅气血，疏通经络。

3. 点揉神百风　一手托住下颌，固定头部，另一手指腹按序点揉神庭、百会、

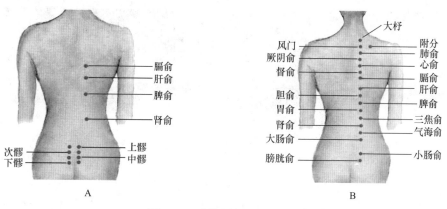

图 6-27　膊揉腰背手法相关穴位

注：A. 肝俞、脾俞；B. 胃俞、肾俞

风池，找准穴位后，点揉逐渐加力，每点揉 4 次，持续按压 1 次，维持约 5 秒，重复 4 次。患者感酸、麻、胀。目的是疏通督脉，消炎止痛。

4. 骈拳搌骶　双手抱拳或十指相扣以拇指与四指相对，以双指间关节突出部位着力搌动揉压骶部中线两侧上髎、次髎、中髎、下髎穴位，利用腕部活动和身体重力搌动揉压，不可跳跃摩擦。舒筋通络，整理脾胃，调理气血。

第三节　按摩基本手法分类

按摩手法的基本要求是持久、有力、均匀、柔和与深透，乳腺按摩推拿多采用点法、揉法、按法、摩法、压法、拿法、推法等。

一、点法

用指端、屈指尖、肘尖点压穴位或体表部位。着力方法可分为点按、点压、点击。特点为运用灵活，渗透力强，感应敏捷，疗效明显。

指点法（图 6-28）：根据指形可分为拇指点法、双拇指点法、单指点法、三指点法、屈指点法。根据方法可分为长点法、短点法、顶点法。

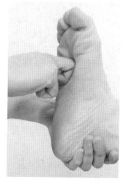

图 6-28　指点法

二、压法

（1）指压法：包括拇指压法、双指压法、叠指压法。

（2）掌压法：包括掌根压法、鱼际压法、叠掌压。

（3）拳压法：包括单拳压法，双拳压法，骈拳搌压法（如治疗产后身痛时按摩上髎、次髎、中髎、下髎）（图 6-29）。

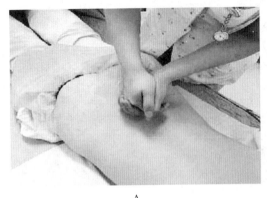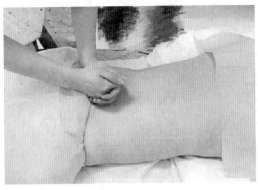

A   B

图 6-29 拳压法

注：A. 双拳压法；B. 骈拳擦压法

三、按法

按法是着力穴位或体表逐渐用力加压，常用于穴位和肿块按摩。指按法包括单指按法、拇指点按法、双指按法（剑指按法）、多指按法。

（1）拇指点按法：将拇指伸直，指腹贴于经络穴位上，垂直向下做按压运动，其余四指张开或握拳状。用力得当均匀、平稳。着力可轻重交替，注意节奏，用力均衡。按至所按之层次时，保持力量恒定，时间灵活掌握，可分多次按之，以穴位及相关经络部位出现凉、麻、热、胀的感觉为得气的标准。

（2）掌按法：单掌按法、鱼际按法、叠掌按法。

四、挤法

挤法是用指或掌的对合力，相对或反向施压，对施术部位挤而压之、挤而合之。常用于排乳法。

（1）指挤法：用于挤压乳腺淤乳硬结，力度和缓，逐渐加力，打散肿块。

（2）对掌挤法：双掌相对，挤压乳腺排乳的方法。相互对称，弛张交替，缓发重挤，柔和渗透。

（3）掌根挤法：双手手指相对合而使掌根部产生对合挤压。掌根相对着力于乳腺，有节奏松紧交替挤压，力量柔和持续，用于乳腺排乳、疏通乳管或按摩硬结。

五、摩搓法

摩搓法是以手掌面或示指、中指、环指指面附着于治疗部位或穴位，以腕关节连同前臂做顺时针、逆时针方向环形移动，或上下有节奏垂直移动摩擦。

（1）单指摩搓法：示指、中指、拇指摩搓法。

（2）剑指摩搓法（多指摩搓法）：以示指、中指并拢按于病灶部位或穴位，进行环形摩搓。

（3）跪指摩搓法：手半握拳，以拇指为支点，其余四指的中节背侧为着力点，对施治部位行反复摩搓。

（4）鱼际摩搓法。

（5）双掌摩搓法：双手掌心相对夹住乳房，两掌相对用力，前后、上下、螺旋交替摩动，动作柔和、均匀、协调。

（6）前臂摩搓法（膊搽腰背）：前臂着力于施治部位，以肘关节为支点连同腕部做节律性搽动摩搓（图6-30）。

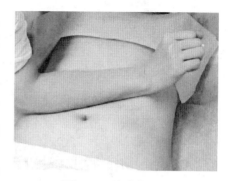

图6-30　前臂摩搓法

六、拍法

拍法是四指或虚掌在腕关节带动下反复、有节奏轻拍施治部位。

（1）四指拍打法。

（2）平掌拍打法。

（3）合掌拍打法：双掌相对，合力拍打治疗部位两侧。

七、劈砍法

劈砍法是以尺侧掌指部有节奏地劈砍施治部位。

八、抖法

抖法是双手置于乳房两侧，做左右、上下的对称抖动，往返反复，动作轻柔，使乳腺有节奏颤动。

九、推法

推法是配合揉法和运法同时进行的，即在揉法、运法的过程中，按乳管走向由上向下单方向直线或螺旋进行滑动。

（1）拇指直推法。

（2）拇指分（合）推法：分推法是双手拇指或多指按在施治部位，向两侧相反方向滑动推动（图6-31）。合推法手法与之相反。

（3）鱼际直推法。

（4）跪指推法：双手或单手的中指、示指跪指状按压在施治部位，按乳管或经络循行路线，向前直推的方法。

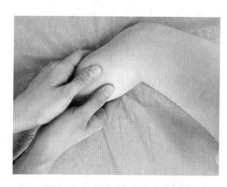

图6-31　拇指分（合）推法

（5）全掌直推法。

（6）掌根直推法。

（7）滑推法：手掌与手指协同，掌根以手指为定点，依靠指间关节和掌指关节的屈曲，弧线形滑动推进（图6-32）。

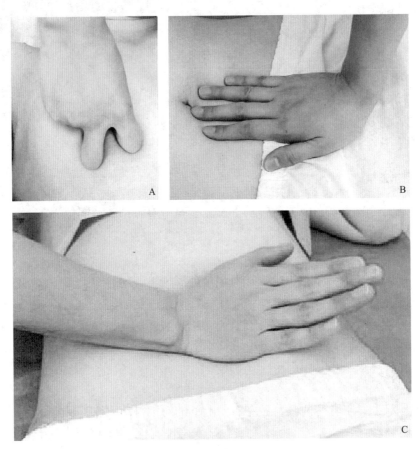

图 6-32　推法

注：A. 跪指推法；B. 滑推法；C. 掌根直推法

十、掐法

掐法是用拇指的指甲缘掐按穴位，如少泽穴、合谷穴。

十一、揉法

揉法是以掌指关节和腕关节带动指腹、鱼际、掌根对施治部位进行环形蠕动按摩。

（1）指揉法：包括单指揉法、双拇指揉法、三指点揉法。三指点揉法是示指、中指、环指按压于穴位，做轻柔缓和的回旋动作3～5次后垂直向下做按压运动。压力要轻柔，动作要灵活，不能有体表的摩擦，力度以带动皮下组织为宜。动作要有节律性，方向要环形旋转。

（2）掌根揉法：可用指、双手稍重叠（右手的大鱼际重叠于左手拇指之背侧面）两手内含略呈拱手状，由右手掌之尺侧接触乳房，然后右手小指依次动作至左手示指，再由左手示指依次动作至左手小指，最后以两手掌腕部按摩乳房，此为一个揉法的完整动作。

（3）合掌揉法：双手掌相对夹持乳房反复旋转揉动。

（4）大小鱼际揉法。

十二、拿法

拿法是拇指与其余手指相对用力，提捏或揉捏肌肤、肌肉、肢体或乳房的方法。提拿动作逐渐加力，不要内抠，勿用暴力。

（1）五指拿法：是指用拇指和示指、中指、环指中三指或四指对称用力，提拿部位或穴位，进行一紧一松的拿捏方法。拿捏法操作一般与肌肤垂直，一紧一松，缓和有力，刚中有柔，由轻到重，均匀连贯。按摩时注意不可突然用力或提拿皮肤。

（2）掌拿法：掌心紧贴乳腺施治部位，如阻塞的乳管，淤乳区域，行缓慢的拿揉动作（图6-33）。用于排乳、疏通乳管和打散硬结。

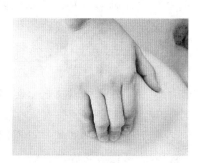

图 6-33　掌拿法

第七章 乳腺物理治疗

第一节 物理治疗的定义

物理治疗是应用天然或人工物理因子作用于人体，并通过神经、体液、内分泌和免疫等生理调节机制，达到保健、预防、治疗和康复目的的治疗方法，简称为理疗。作为康复治疗中不可或缺的一部分，多数情况下，物理治疗是整合于综合康复治疗过程中的，在适当的时机，选择正确的物理治疗，可以起到加速康复进程，巩固和提高康复疗效的作用。对于物理治疗的研究，主要涵盖了物理因子的物理性质、生物化学作用、治疗方法，以及临床应用理论和技术等方面的内容。物理治疗作为一种外界条件刺激，适应证广泛，在大多数疾病的临床治疗和康复中，都可以有效地介入，并且具有动力性和信息性的双重作用，在调节人体生理机制、促进功能康复和增强适应能力等方面，具有较好的疗效。

第二节 物理治疗的主要机制和作用

一、物理治疗的主要机制

人体有完备的调节系统，能对各种生理功能进行有效调节，以维持机体内环境及各种生理活动的相对稳定。当人体外环境发生变化时，人体也能做出适时的适应性和协调反应。

物理治疗的基本原理是通过外界的条件刺激，改变机体外环境，从而引起机体内环境的变化，进而产生一系列的生理适应性变化，最终达到治疗疾病、改善功能的目的。实现这一作用的机制，主要是激活人体自身的几种调节方式，使各器官、系统的功能相互协调和相互配合。

1. **神经调节机制** 神经调节机制是人体最主要的调节形式，调节的过程又称为反射，包含5个环节，即感受器→传入神经纤维→中枢→传出神经纤维→效应器，这5个环节一起称为反射弧。人的反射分非条件反射和条件反射两种。前者与生俱来，是较为低级的反射活动，相对固定，通过皮层下各级中枢就能完成，如防御反射、性反射等；后者需通过后天学习和训练建立，也可消退，是反射活动的高级形式，反射中枢位于皮层，是人适应环境变化的保证。物理治疗基本属于非条件反射机制，也有例外，如生物反馈疗法即是利用条件反射原理。

2. **体液调节机制** 体液调节是指体内某些特殊的化学物质通过体液途径而影响生理功能的一种调节方式。最基本的体液调节是由人体内分泌腺和内分泌细胞（一些神经细胞也可以合成神经激素）分泌多种激素，通过血液循环抵达各处靶细胞，产生调节作用。也有一些细胞产生的生物活性物质可不经血液运输，而是通过扩散，作用于邻近细胞，称为旁分泌调节。人体内多数内分泌腺或内分泌细胞都接受神经的支配，那么体液调节将会成为神经调节反射弧的传出部分，这种调节也可称为神经-体液调节。物理治疗的作用大多情况下是靠神经-体液共同参与实现的，一般情况下以神经反射为主导作用。通常，神经反射所产生的效应较为迅速和短暂，而通过体液因子产生效应慢而持久。因为体液调节常作为反射弧的一个环节，所以神经活动和体液调节相互联系而不可分割。有时候，理疗作用可以同时通过神经和体液机制实现。例如镇痛，目前最为认可的有闸门控制理论和内生性阿片理论，前者即为神经调节机制，后者即为体液调节机制。

二、物理治疗的作用

物理治疗的作用广泛，且多种治疗具有相似的作用，可概括为改善血液循环、消炎、消肿、镇痛、抗菌、镇静、兴奋神经肌肉、缓解肌肉痉挛、软化瘢痕、松解粘连、促进伤口愈合、加速骨痂形成、增强免疫力、脱敏等。因此，需要熟悉乳腺物理治疗的作用特色和侧重点，了解它们之间作用机制、作用深度与范围的区别，才能更好地给患者制订个性化的治疗方案。目前，物理治疗的应用主要在镇痛、消炎和促进组织愈合、改善胶原纤维延展性或调控肌力方面。

1. **镇痛**　疼痛是与实际或潜在的组织损伤有关的不愉快感觉和情感经历。伤害或病理变化刺激神经末梢的痛觉感受器后，神经冲动传到大脑皮层，引起痛觉。疼痛可按组织器官、系统、性质、原因、持续时间等进行分类。绝大多数的物理因子都具有镇痛作用，镇痛也是理疗最常涉及的应用。临床上应该根据疼痛的类型、性质、部位、持续时间及产生原因等，个体化选择适宜的物理治疗。需要依据循证医学和丰富的临床经验作出具体判断，指导临床治疗。

2. **消炎和促进组织愈合**　炎症是具有血管系统的活体组织对损伤因子所发生的防御反应。炎症过程中，一方面损伤因子直接或间接地导致组织和细胞破坏，另一方面通过炎症充血和渗出反应，稀释、杀伤或包围损伤因子，并对损伤组织进行修复，促进愈合。炎症反应既是机体的重要防御机制，也是导致机体损伤及功能障碍的重要因素，同时还是乳腺泌乳疾病治疗所必经的过程。影响乳腺泌乳疾病治疗的因素有年龄、药物、合并症、营养状态等全身因素，也有水肿、出血、血液循环、炎症状况、感染、结构异常、乳汁淤积等局部因素。炎症期持续时间越短，越有利于促进组织愈合，减轻组织损害，缓解疼痛肿胀等症状。多数情况下，物理治疗能够加速消除以上因素的影响，促进炎症消退，恢复正常功能。正常情况下急性炎症期持续不超过2周，持续4周以上称为亚急性炎症。如果炎症迁延不愈，组织破坏与愈合同时存在，进展为慢性炎症。急慢性炎症期的治疗目的不尽相同，选择物理因子治疗的策略也有所不同。急性炎症期的治疗目标是控制出血、水肿，减少炎性介质的释放，缓解疼痛，禁忌使用具有热效应和动作效应的物理因子。慢性炎症时的治疗目标在于防止和减少软组织僵硬挛缩，控制疼痛，改善循环和加速愈合，一般不宜采用冷疗。

3. 改善胶原纤维延展性 胶原纤维是主要含有胶原蛋白的纤维组合物，广泛分布于各脏器中，是皮肤、肌腱、软骨和结缔组织的主要支撑蛋白。各种原因导致的乳房胶原纤维组织缩短、断裂和粘连，均可造成皮肤松弛和下垂。维持和恢复胶原纤维功能是产后乳房复旧塑形的重要因素。物理治疗对改善胶原纤维延展性下降，促进再生和修复损伤的胶原纤维有一定的疗效。治疗时，首先应针对可能病因选取有效的理疗进行治疗；其次，温度增加可以增加胶原纤维的延展性，因此通常选择具有明显热效应的理疗，不宜采用冷疗。

第三节　物理治疗应用的基本原则

一、明确诊断

正确的诊断是选择正确治疗方法的前提。只有熟练掌握疾病的病因、病理、症状、体征、诊断和鉴别诊断等知识，才能最大可能地避免误诊和漏诊，并有针对性地选择正确的治疗方法。

二、规范治疗

安全治疗是有效治疗的保证，对患者实施物理治疗时，应当严格把握适应证和禁忌证，遵照各种治疗的操作规程操作，以杜绝医疗差错和医疗事故的发生。

三、综合治疗

通常，乳腺物理治疗可与手法按摩方法或与药物综合应用，较单一运用物理治疗疗效提高，病程缩短。

四、方法优选

物理治疗种类众多，针对同一种疾病或功能障碍往往有多种物理因子具有治疗作用，因此，在制定治疗方案时需要对方法进行优选。这涉及以下四个方面：

1. 因子优选 应根据患者病情、性别、年龄、职业、全身状态和对物理因子作用的反应能力，以及生活习惯等方面情况考虑。在明确诊断的基础上，根据患者的病情、主要表现和病理改变确定治疗目标；然后根据各种物理因子的特性，基于一些循证医学依据和临床证据，优先选择效果最佳的理疗方法。在选择时需考虑患者的主次问题，理想状况是选择的方法可以兼顾，若不能，应当重点解决首要问题。多种物理因子有效时，可以从便利性和费效比方面进行考虑。

2. 时机优选 生物节律，亦称"生物钟"，是机体内部功能活动发生的周期性变化过程。每种疾病的病理变化均有自身节律性，选择不同时机治疗，其效果会截然不同。一般情况下，时机优选应参照如下原则：①对机体功能状态低下者，选择相对精神状态最好时进行治疗；②对机体功能状态亢进者，选择平稳期向高潮过渡尚未达到高潮时进行治疗；③对于非低下或亢进者，依据病变规律找出最佳时机。

3. 参数优选 进行物理治疗时所涉及的参数较多，不同的参数设置所起到的效果也不尽相同，有时甚至完全是相反的效果。因此，通过参考已有临床研究和循证医学指南，以及不断对比观察，根据患者具体病情和治疗目的，优选参数十分必要。

4. 共振优选 人体组织器官活动具有一定频率，这种频率取决于该组织的兴奋-抑制周期。在进行物理治疗时，如果能与该组织固有频率一致或相近，从共振原理看，必将增强该组织对能量的吸收，提高疗效。

五、个体化

对患者进行物理治疗时一定要注意个体化。每个人都存在个体差异，如性别、年龄、体质强弱、耐受度等，疾病的表现也会各有不同。不同的患者对同一种治疗的反应与效果不一。所以在制定治疗方案时，需要依据患者的实际情况综合考虑，选择适当刺激强度和剂量。

第四节 乳腺物理治疗的低频电疗法

频率小于 1000 Hz 的脉冲电流作用于人体以治疗各种疾病的方法称为低频电疗法。目前，乳腺康复中常用的是经皮神经电刺激疗法，其理论基础相对明确，疗效为众多研究证据支持。低频电疗法的最主要作用机制是通过刺激兴奋神经或组织，产生去极化，进而引起一系列生理效应。

一、低频电疗法的参数与意义

低频电疗法所涉及的主要参数包括波形、频率、强度、持续时间。不同的参数设置所产生的主要治疗作用也不尽相同。

1. 波形 是指随时间而变化的单一脉冲形态。临床上常用的波形有方波、三角波、正弦波等。不同波形的有效作用面积也不同，在相同脉宽和电流强度下，方波的有效作用面积最大（图 7-1）。

电流的波形不仅可以反映随时间的电流强度变化，还可以反映随时间而发生的电流方向变化。这就牵涉到"相位"的概念。相位是指零电位基线之上或之下单一方向的电流。单方向偏离零电位的脉冲为单相脉冲；先单向偏离基线又反向偏离基线的脉冲称为双相脉冲（图 7-2）；具有三个相的波形称为三相；多于三个相的波形称为多相。

临床上应用最多的是双相波。在双相波中，两个相位的波形、强度-时间变化曲

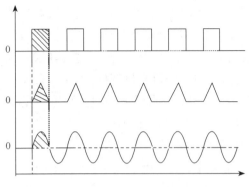

图 7-1　不同波形的有效作用面积

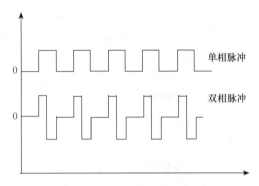

图 7-2　相位

线完全相同，只是方向相反，称为对称性双相波；反之，称为不对称性双相波。波形图中每个相位的电流强度曲线与其持续时间所围成图形的面积大约代表了相位的电荷量。在双相波中，若两个相位所涵盖的面积相同，则为平衡性双相波。通常对称性双相波是平衡性双相波，但平衡性双相波不一定都是对称性双相波。

　　平衡性双相波在电极下输出的正负电荷均等，因此不会产生正负离子堆积而引起的电化学效应。单相波或非平衡性双相波在使用时需要区分极性：负极下阴离子浓度高，减小膜电位差，易于去极化产生动作电位，引起神经或组织兴奋；正极下阳离子浓度高，膜电位差增大，出现超极化现象，可以降低神经肌肉的兴奋性，有利于镇静和止痛。使用这类波形时需注意设置较短的脉宽，避免产生电化学伤害。

　　2.　频率　电流的频率会影响到低频电疗的主要效应，无论是在镇痛还是刺激肌肉收缩方面都是如此。

　　3.　电流强度　电流强度的大小直接影响到低频电疗时可被刺激到的神经肌肉组织数量，并最终影响疗效。电流强度越大，一则可以使一些阈值较高神经元产生兴奋或加强对神经元兴奋性的抑制（单相波或非平衡波的正极下），二则可以使电极下局部的电流密度提高，从而使更多的神经肌肉组织接受刺激产生效应，但过高的电流强度可能会同时也刺激到痛觉神经元，从而引起患者的不适感。

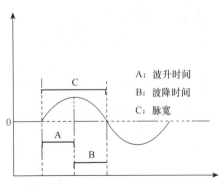

图 7-3　脉宽、波升时间和波降时间

A：波升时间
B：波降时间
C：脉宽

　　4.　持续时间　电流的持续时间需要从两个方面来理解。最直观的理解是一次低频电疗的总时长，即电流波形持续的时长。时间过短，则总刺激量不够，难以达到令人满意的治疗效应；而时间过长，易引起被刺激的组织疲劳，神经兴奋性下降。不同的低频电疗法对单次治疗时间有不同的要求。其次，第二层理解是单个电流脉冲所持续的时间，即脉宽，包括波升时间和波降时间（图 7-3）。

　　根据强度－时间曲线可知，引起组织兴奋

除了需要足够的电流强度外，还需要达到一定的脉冲宽度。脉宽大，则较小的电流强度即可引起神经或肌肉产生动作电位，但同时也易刺激到痛觉神经和出现离子堆积（单相波和非平衡双相波）；脉宽小时，则需要较大的电流强度才能产生兴奋。因此，脉宽对电刺激的生理效应、舒适度、是否会发生电化学伤害等有重要的影响。

通断比是指脉冲电持续时间和间歇时间的比值。保证一定的间歇时长，可以防止组织发生疲劳等，但所需要的治疗时间可能会延长，通常临床上以 1∶3～1∶5 为起始，结合电流频率逐渐提高通断比，频率越高，肌肉收缩频率越高，乃至发生强直收缩，因此更易疲劳。

目前，许多新的电疗设备已经实现自动化和参数程式化，针对不同的疾病和症状具有特定的"处方"，已经不需要人为设置众多参数，只需要按病情选择"处方"，调节好电流输出强度即可。

5. 电极片 电极片的主要材质是导电金属和导电橡胶。近年来，由于金属电极片操作较麻烦，且易发生电灼伤、局部皮肤刺痛等，现在已经很少使用。导电橡胶电极片易于变形，更易保持良好的皮肤贴合度，有的电极内部还被置入发热电路，具有一定加热功能，病人治疗时感觉更为舒适；有的表面加上导电胶，形成自粘式电极，使用方便，但此类电极会老化，临床多数为一次性耗材。

二、经皮神经电刺激的作用机制

1. 定义 经皮神经电刺激（transcutaneous electrical nerve stimulation，TENS）疗法是以一定技术参数的低频脉冲电流，经皮肤输入人体，进行镇痛、治疗疾病的方法。目前，在产后乳腺康复中，它常用于乳腺预防保健，缓解产后生理性乳胀，治疗乳汁淤积、乳腺炎等。

2. 经皮神经电刺激的作用机制 TENS 的镇痛机制主要是依据"闸门控制学说"。1965 年 Melzack 和 Wall 首先提出了"闸门控制学说"，认为疼痛的程度是由传入到脊髓后角中间神经元（T 细胞）的兴奋性和抑制性信息平衡的结果来确定，疼痛在脊髓层级就可以被调控。T 细胞接受来自 C 类纤维和 A-δ 纤维传入的兴奋性信息，以及 A-β 纤维传入的抑制性信息。这些传入能激活 T 细胞，同时与脊髓后角Ⅱ层细胞（SG 细胞）形成突触联系。当粗纤维（A-β 纤维）兴奋，即非伤害感受的传入信息活动增加时，会兴奋 SG 细胞，使该细胞释放多种抑制性递质，以突触前方式抑制 T 细胞的传导，从而有效地关闭了脊髓到大脑皮质的闸门，阻止细纤维（C 类纤维和 A-δ 纤维）的疼痛信息向 T 细胞的传递，疼痛信息上传的数量减少，可起到镇痛的作用。此外，"闸门"的开放与关闭，还受到更高位中枢控制系统的影响。

TENS 还能刺激内生阿片肽释放。阿片肽是一类神经激素，共分三大类：内啡肽、脑啡肽、强啡肽。它具有类似吗啡的生物效应。不同强度和频率的 TENS 对内生阿片肽的刺激释放有所不同。高强度类针刺型 TENS（2 Hz）主要刺激脑啡肽升高；高强度、中频率 TENS（40～60 Hz）主要刺激内啡肽升高；常规 TENS（弱强度，100 Hz）

主要升高强啡肽。另外，高强度高频率 TENS（100 Hz）还能通过增加 γ- 氨基丁酸（γ-aminobutyric acid，GABA），抑制脊髓后角神经元的自发性电位活动，起到镇痛作用。

TENS 还有改善局部血液循环、减轻水肿、促进炎症吸收的作用。TENS 改善血液循环主要通过其离子效应，一是离子运动刺激感觉神经末梢，通过轴突反射和节段反射引起血管扩张；二是电解作用促进组胺等血管活性物质释放导致微血管扩张；三是离子运动直接对血管壁产生机械作用。TENS 引起的组织和肌肉收缩，产生机械性压迫促进静脉和淋巴回流，消除水肿；电渗和电泳作用会引起组织水分改变，增加蛋白的活动，加速淋巴和组织液回流。局部血液循环的改善和水肿的消散，利于炎症部位的营养和代谢改善，炎性物质消散，组织恢复加速，对痛觉神经的刺激也会减少，从而起到消除炎症的作用。

三、经皮神经电刺激治疗的参数设置

1. 频率与脉宽 频率一般在 1～150 Hz，脉宽一般在 0.04～0.3 ms。目前最为常用的治疗方式有 3 种：常规型、类针刺型、短暂强刺激型。另外还有一种脉丛型，机制大致与低频 TENS（2～10 Hz）相似，它将数个脉冲串成脉丛方式输出，脉丛间有一定的间隔时间，通常一次治疗输出 10 个脉丛。三种 TENS 的参数和适应证见表 7-1。

表 7-1 四种 TENS 的参数与适应证

方式	强度	频率	脉宽	适应证
常规型	舒适的麻颤感	70～100 Hz	<0.2 ms	急、慢性疼痛，短期止痛效果好
类针刺型	运动阈上，一般为感觉阈的 2～4 倍，可见肌肉收缩	1～4 Hz	0.2～0.3 ms	急、慢性疼痛，深部痛，长期止痛效果好
短暂强刺激型	肌肉强直或痉挛样收缩	150 Hz	>0.3 ms	用于小手术、致痛操作过程中加强镇痛效果
脉丛型	可见肌肉收缩	2～10 Hz	0.1～0.3 ms	

2. 波形 大部分 TENS 治疗仪输出的是连续不对称的平衡双相波，少数使用单相波，也有的使用干扰波（需要至少 4 个电极）。一般双相波和干扰波效果较好；双相波易于电极摆放；干扰波更为舒适，影响区域更大，作用深度更深，效果维持时间更长。

3. 电极放置 乳腺物理按摩的电极放置已有固定的常规。常见的电极摆放方式主要是并置、对置或交叉等，以并置最为常用。可按以下选择：①病变部位；②相关经络的穴位，相关经络和穴位上的短暂、高强度 TENS 刺激可以长期抑制疼痛；③疼痛部位；④周围神经。采用干扰波时，必须将两个或以上电极回路交叉摆放，痛点（或扳机点、穴位）置于电流交叉的交点上。当电极无法摆放在接近或疼痛区域时，则可将其摆放在疼痛处近端并沿支配该区域的感觉神经路径摆放。所有摆放方式中电

极之间应当至少有 1 英寸（约为 2.54 cm）的间隔距离。

4. 电流强度　临床证实，乳腺物理治疗的强度与疗效密切相关。高频 TENS 时通常情况下建议采用患者可耐受的最大强度。这需要针对患者进行个体化调整，以找到最佳的强度。

5. 通断比　一般采用连续刺激，无关闭时间。

6. 治疗时间　常规型 TENS 治疗时间 30～60 分钟 / 次。类针刺型和脉丛型一般治疗时间在 20～30 分钟；短暂强刺激型刺激量较大，一般治疗 15 分钟后需休息几分钟，每次治疗 30～60 分钟，可根据病情安排 1～3 次 / 天，3～7 次为一个疗程。

四、经皮神经电刺激的操作流程

治疗前向患者告知治疗过程中可能出现的正常感觉，比如麻颤感、蚁行感等。患者取舒适的体位，先将强度调节器调零，打开治疗仪的电源，然后将电极固定于相应的部位上，选择适当的刺激参数（频率、脉宽、治疗时间等）或"处方"，调节电流强度至适宜强度。治疗结束后应先将输出强度调零，取下电极，然后再关闭电源。

五、注意事项和禁忌证

1. 经皮神经电刺激的注意事项

（1）去除治疗部分及附近的金属物。

（2）确保电极片与皮肤均匀紧密贴合。

（3）检查皮肤表面，避免将电极置于皮肤破损部位；电刺激前应尽量剃除治疗部位的毛发，以降低皮肤阻抗。

（4）治疗中应避免引起患者的焦虑及恐惧。

（5）治疗部位伴有感觉和血液循环障碍时，不宜以患者主观感觉为强度调节依据，强度宜适当减小。

（6）若使用衬垫，使用前应避免过于潮湿，使用后应充分清洗消毒。

（7）慎用于心前区。

（8）长时间的电刺激或高强度电刺激都可能造成电灼伤，治疗前后仔细检查皮肤状况，治疗中应密切巡查，出现情况及时调整强度，必要时立即停止治疗。治疗后若出现皮肤瘙痒、充血、小丘疹，应及时处理，保护皮肤。

2. 经皮神经电刺激的禁忌证

（1）带有心脏起搏器等装置者；

（2）严禁刺激颈动脉窦；

（3）膈神经或膀胱刺激器附近；

（4）外周血管血栓部位；

（5）恶性肿瘤、赘生物或感染部位等；

（6）全身状况不稳，电解质紊乱等。

六、低频电疗法在产后乳腺康复中的应用

1. 促进乳汁分泌 低频脉冲电刺激治疗可以促进产后乳汁分泌，其原理可能是电刺激乳房局部模拟婴儿的吮吸，反射性地促进产妇体内垂体催乳素分泌增加，丘脑下部催乳素抑制因子分泌减少，使乳汁分泌充足；另外，电刺激可以促进局部血液循环改善，有利于乳汁的分泌和排出。通常，经阴道分娩后 2 小时，剖宫产后 6 小时即可进行治疗，每次 20～30 分钟，一天 1 或 2 次，电极放置在乳房上或采用经穴治疗，需避开乳头和乳晕，强度以患者最大耐受度为标准，常与手法疏通联合。

2. 改善血液循环，减轻水肿，促进炎症吸收 低频脉冲电刺激有改善局部血液循环、减轻水肿、促进炎症吸收的作用。改善血液循环主要通过其离子效应。低频脉冲电刺激引起乳腺组织和韧带收缩，产生机械性压迫促进静脉和淋巴回流，消除水肿；电渗和电泳作用会引起组织水分改变，增加蛋白的活动，加速淋巴和组织液回流。局部血液循环的改善和水肿消散，利于炎症部位的营养和代谢改善，炎性物质消散，组织恢复加速，从而起到消除炎症肿胀的作用。对产后乳腺预防保健、生理性乳胀、乳汁淤积有较好的治疗作用。

3. 疏通乳管，排出淤乳 乳汁淤积会导致乳房胀痛以及乳腺硬节，严重时可能还会引起乳腺炎。低频脉冲电刺激对乳腺疏通具有治疗作用。电刺激对神经、肌肉组织的兴奋作用可使肌肉产生被动的节律收缩，改善器官、组织血液循环和神经体液调节，从而改善乳腺功能。电刺激具有按摩作用，能较好地作用于肿块区乳腺腺泡、乳腺管及周围 Cooper 韧带，使围绕乳腺腺泡的肌纤维收缩，韧带张力增加，挤压疏通乳腺管，同时促进局部静脉和淋巴液回流利于淤积消散。电刺激可以直接刺激乳腺管平滑肌收缩，增加管内压力，疏通乳腺导管，促进乳汁排出，缓解胀痛。应注意合并急性乳腺炎时，宜先待感染控制后再行治疗。

4. 产后乳房塑形 产后乳房塑形恢复也是产后康复的重要内容。低频电刺激对消除产后妊娠纹具有良好的作用。动物实验显示低频脉冲电刺激增加胶原蛋白合成，改善胶原纤维延展性，促进弹力纤维修复，对皮肤形态学产生影响。同时，神经肌肉电刺激是通过增强肌力和改善肌肉形态，引起乳腺周围肌肉收缩，提高乳腺韧带的张力，对防止乳腺下垂、改善产妇乳腺形态有良好的作用。治疗介入的时机一般在哺乳期之后。

规程将西医的物理康复按摩与基于传统中医的手法按摩相结合，旨在综合中西医疗法的各自特点，优势互补，提高疗效。在流程安排和治疗方案选择上，应根据病症、病情、病体需要，并结合流程中体位、连贯性和舒适度综合考虑。

第八章　产后乳腺预防保健按摩

乳腺按摩作为产科的一项产后康复技术，是促进泌乳的有效方法，其操作实施已不仅仅局限于产后。作为预防保健的乳腺按摩早已有研究者将其应用扩展至整个孕期，临床试验选择孕 37 周的孕妇进行乳腺按摩，疏通乳腺管，促进乳房发育，为分娩之后的哺乳做准备。而且泌乳始动时间提前，泌乳量增加，提高了母乳喂养率。有研究显示对孕妇怀孕晚期的乳腺按摩有效提高了产妇的母乳喂养率，并可避免相关并发症的发生。将乳腺按摩扩展至整个围生期，如在待产期给予乳腺预防保健按摩，对提高产妇的泌乳及促进新生儿母乳喂养都有明显的临床效果。临床研究显示，产后乳腺预防保健按摩的最佳时间为产后 2 小时内。

另外，随着围生医学的发展，过去认为不宜妊娠的产妇可以在严密监护下度过围生期，高危孕产妇比例增多致高危儿增多。产后因新生儿疾病导致的母婴分离率逐渐提高，国内外数据显示住院期间母婴分离率为 10% 左右。产妇因新生儿被送至新生儿科或重症病房治疗，探视和接触时间有限，其产后泌乳、乳胀及母乳喂养出现问题。如何帮助这部分产妇尽早有效进行母乳喂养或排乳，保证产后泌乳质量，已成为产科临床护理研究的重点。针对这一特殊群体进行乳腺预防保健按摩，帮助其实现早泌乳、多泌乳，以及疏通乳管，排空乳汁，减少乳胀和淤乳发生，确保后期母乳喂养。乳腺预防保健按摩促进泌乳的作用如下。

第一节　促进乳汁分泌

乳汁分泌的过程非常复杂，早期依赖于乳房刺激如婴儿吸吮、手指刺激、乳腺按摩等使催乳素反射性分泌增加，并通过排空乳房来维持泌乳。但早期影响母乳喂养的因素很多，比如产妇缺乏相关知识，没有适应角色转变，担心母乳喂养影响身材恢复等，致使婴儿没能及时有效充分地吸吮和刺激乳头，进而影响产妇乳汁分泌。又如产妇在分娩时体力消耗或一些客观因素影响如疲劳、伤口疼痛、长期穿戴一些束胸内衣等，易造成生理功能不协调而发生乳汁分泌不足。而产妇乳汁分泌不足是影响母乳喂养的主要原因。所以促进产妇早期泌乳非常重要，关系到日后母乳喂养能否成功。目前国内外促进产妇乳汁分泌的方法很多，干预措施主要包括乳房护理干预，心理护理干预，乳腺预防保健按摩等措施。尤其是乳腺预防保健按摩可预防出现产后泌乳问题。乳腺保健按摩是一种无创性技术操作，简便易行，经济实用，产妇及家属乐于接受。操作不消耗大量的人力和物力，只需专业护士就可完成全部按摩过程，在按摩的同时，有充裕的时间对产妇进行母乳喂养宣教，如婴儿正确含接姿势、按需哺乳的重要性、新生儿护理等常见问题，消除产妇焦虑、紧张的心情，增加产妇母乳喂养信心，为产后母乳喂养打下良好的基础。乳腺预防保健按摩是全新的护理理念，充分体现临床专业护士技术价值，是实现床旁母婴护理、做好优质护理服务的重要途径，提升了医院的社会效益和经济效益，值得推广。

产后乳腺预防保健按摩可使产妇舒适感增加，自信心增强，心情舒畅，促进泌乳效果明显，提高母乳喂养率。临床研究提示产前乳腺按摩增强孕妇母乳喂养信心，为产后母乳喂养打下了良好基础。通过孕期乳腺保健按摩促进乳房血液循环，使乳腺管通畅，减轻孕期由于乳房增大带来的不适，孕期按摩促进乳房泌乳发育，有利产后泌乳和排乳，使乳头、乳头颈弯曲自如，使婴儿吸吮更容易实现。认为孕期进行乳腺保健按摩更可行、更方便、效果会更好，可使产后纯母乳喂养率达到理想要求，提高婴儿的健康素质，降低抚养费用。

研究证实产后乳腺预防保健按摩对促进泌乳是有效的，并显示产后 2 小时内进行乳腺预防保健按摩对促进泌乳最佳。产后 2 小时内按摩的产妇首泌乳始动时间为（15.38±5.23）h，明显比产后 12 小时和 24 小时按摩组的产妇首泌乳时间早，且两两比较均有统计学意义（$P<0.01$）。产后 2 小时为分娩后的观察期，产妇刚经历了身心的巨大变化，此时进行乳腺按摩可加速乳房运动，改善乳房血液循环，刺激乳头、乳晕、乳腺管使神经末梢兴奋传入垂体前叶释放催乳素，促进乳腺发育生长，引起并维持泌乳，越早进行乳房刺激，反射性泌乳启动越早。爱婴医院除了因新生儿疾病需转科治疗外都实行母婴同室，并在产后 30 分钟内给予新生儿早接触早吸吮早开奶，但即使是这样，各种主客观原因的影响使产后宝宝的吸吮仍达不到对乳头的有效刺激，所以在此基础上加用乳腺按摩，通过可控制的按摩增加对乳头的有效刺激，可有效促进泌乳。而且产后 1~3 天分泌的少量的乳汁是存留在腺管里，乳汁浓缩分解产物可刺激乳腺管及周围组织引起炎症，引起乳房内静脉充盈、间质充血、淋巴滞留。有效的按摩可促进血液循环、淋巴回流，疏通乳腺管，腺管里的乳汁不断排出又反射性刺激泌乳，促进乳汁分泌。研究比较得出结论，按摩时间越早，泌乳始动时间越早，且泌乳量充足。研究显示产后乳房按摩最佳时间为产后 2 小时内，此时产妇正处于身心调适期，进行乳腺按摩可促进产妇早泌乳及多泌乳，降低乳房胀痛的发生率，并对后续的母乳喂养起支持和延续作用，母乳喂养成功率高。在此阶段通过对产妇进行产后早期乳房按摩能刺激乳房，加速乳房运动，改善乳房血液循环。通过刺激乳头、乳晕、乳腺导管，可使神经末梢兴奋传入垂体前叶释放催乳素，从而作用于靶器官，反射性引起泌乳和喷乳。产妇产后生理及心理比产前均发生了很大的变化，在观察期内越早进行产后乳腺按摩，可越早引起泌乳反射，从而使泌乳时间提早，满足婴儿需要的同时有利于产妇自我角色的转换，降低孕妇产后的心理压力，有利于产后纯母乳喂养的进行。产后 1 个月的随访结果显示，早期乳腺保健按摩组纯母乳喂养率明显较高，与对照组相比具有统计学差异（$P<0.05$）。提示产后初期，产妇乳汁分泌与婴儿吮吸能力未能协调适应，易导致乳汁淤积在乳腺管内，刺激乳腺周围组织，引起乳房间质充血，静脉充盈，淋巴液潴留，乳房胀痛，若不及时处理可能形成乳腺炎。

中医学认为，痛则不通，通则不痛。通过早期乳腺保健按摩可以促进乳房局部血液循环，疏通乳腺管道，从而减少产后生理性胀痛、淤乳及乳腺炎的发生，增强产妇母乳喂养的信心，提高婴儿纯母乳喂养率。目前国内外多项研究已表明乳腺按摩可促进乳房血液循环，保持乳腺管通畅，促进乳汁分泌。配合使用热敷、产后康复综合理疗仪、微波治疗仪等效果显著。

第二节　促进机体康复

产妇分娩后，其情感就由自身转向关注新生儿，乳腺保健按摩可以及时了解产妇身心动态，有效缓解产妇的心理压力，满足产妇情感信息支持，帮助其尽快完成母亲角色转变。乳腺按摩的刺激可使泌乳机制及早启动，触发体内激素变化，释放催产素，促进子宫收缩，有利于子宫复旧，促进产妇恶露的排出及身体各系统的恢复。产后早期进行乳腺保健按摩可有效减少产后大出血。产后出血是分娩期的严重并发症，是产妇死亡的重要原因之一，居我国产妇死亡原因的首位。子宫收缩乏力是产后出血的最主要原因。产后2小时、剖宫产后4小时进行乳腺保健按摩，可刺激促使体内催乳素产生，同时促进脑垂体分泌催产素而使子宫收缩，减少产后阴道出血量，进而预防产后出血。产后乳腺按摩可以改善和促进局部血液循环，软化乳房组织，使乳腺管通畅，乳汁分泌旺盛，松懈乳房基底部与胸大肌筋膜的粘连，保护乳房组织的弹性。坚持产后乳腺保健按摩还可促进哺乳后乳房外形康复。总体上产后早期乳腺保健按摩是最简单又行之有效促进产妇泌乳及康复的方法，实施后婴儿健康，产妇舒适，家属满意，值得应用及推广。

第三节　减轻产后生理性乳胀

产后生理性乳胀主要原因是产后激素的变化。受到产后催乳素增加的影响，导致乳腺血液淋巴循环量快速增加，引起的乳房组织生理水肿，乳房内结缔组织中血量及水分增加，乳腺管及周围组织膨胀，乳房肿胀变大。实施的产后乳腺保健按摩，住院期间可显而易见的是促进乳汁分泌，减少产后生理性乳胀的发生，但母乳喂养是一个持续的长期的需要母婴和谐配合的过程，仅在住院期间给予乳腺按摩是远远不够的，产妇出院后的各种原因还是会影响乳汁分泌及母乳喂养过程，特别是产后初期泌乳量增多之后，婴儿吸吮等刺激反射性使泌乳量增多，此时如不能及时排空乳房，极易在哺乳初期出现胀奶，严重的会发生急性乳腺炎等并发症而最终导致母乳喂养困难，甚者会因此而被迫放弃母乳喂养。乳腺早期预防保健按摩和持续保健康复可预防和减少产后泌乳问题和并发症的发生，促进母乳喂养。

第四节　减少产后抑郁

分娩后产妇的生殖系统、消化系统以及泌尿系统等均处于恢复的状态，同时这也是新生儿健康发展的关键时期，大多数产妇都存在心理情绪波动大、宫缩痛、泌乳量少等问题，若不及时予以解决，可能会导致心绪不良甚至抑郁。国内外研究显示精神心理因素对乳汁分泌有显著影响。研究认为产妇处于焦虑、抑郁等消极情绪中，大脑皮层会处于抑制状态，垂体后叶分泌的催产素减少，最终导致乳汁分泌减少。研究显示产后抑郁延缓泌乳始动时间，影响乳汁分泌。产后抑郁的产妇产后1周神经内分泌发生显著变化，情绪低落，饮食和睡眠欠佳，泌乳的始动时间延后，乳汁分泌量较少。分娩后的产妇心理调适要经历三个时期：①依赖期，产后1～3天；②依赖-独立期，产后4～14天；③独立期，产后2周至1个月。产妇在产后2～3天会发生轻度至中度的情绪反应，可能与产后体内雌激素水平急剧下降、哺育心理压力、适应能力低和疲劳等有关。如果这期间情绪反应没有能够很好地控制，则极有可能会发展成产后抑郁。产后抑郁症（postnatal depression）是指产妇在产后2周内出现的表现为易激惹、紧张、恐惧、焦虑、沮丧和对自身及婴儿的健康过度担忧的症状。研究显示，母婴分离时，由于产妇不能及时进入母亲角色，担心新生儿健康等原因，比一般产妇更容易产生紧张、焦虑、抑郁等负面情绪。有研究显示，母婴分离时产妇产后焦虑、抑郁发生率高达30%。产后焦虑、抑郁等负面情绪早期影响产妇的乳汁分泌，泌乳量减少。二次泌乳启动后，因母婴分离，乳汁未能及时排空，造成乳汁淤积，乳房胀痛，又加重产妇焦虑、抑郁等负面情绪。通过乳腺预防保健按摩和物理康复治疗可消除乳房的不适感，缓解紧张和焦虑，保持泌乳功能，增强哺育信心，可有效降低产后抑郁发生率。母婴分离的临床研究结果显示：产后6周，乳腺预防保健按摩组仅有4.24%发生可疑产后抑郁，而于常规护理组为33.94%（$P<0.05$）。表明乳腺预防保健按摩可降低乳房胀痛，保持乳汁分泌，从而减轻产妇焦虑、抑郁等负面情绪。乳腺保健按摩过程中通过加强与产妇沟通交流，进行针对性宣教和必要的心理疏导，给予情感信息支持，使产妇降低对哺乳的心理压力，帮助产妇走出负面情绪，促进母婴分离产妇尽早进入母亲角色，降低产后抑郁发生率。

第五节　提高母乳喂养成功率

虽然自然分娩相较剖宫产来说有诸多优势，但自然分娩由于其本身特殊性导致产妇在生产过程中发生非常剧烈和难以忍受的疼痛，从而在一定程度上给产妇带来痛苦和心理负担，另一方面，产妇在分娩最初几天，乳汁分泌与新生儿吸吮能力尚未协调适应，不能建立有效的母乳喂养，母婴双方都处于母乳喂养过程的磨合期，如不能尽快顺利适应，将影响后续母乳喂养的实施。有研究观察乳房保健按摩对后续母乳喂养的影响。产后42天的随访结果显示，产后越早进行乳房保健按摩的产妇其泌乳启动时间越早，乳汁分泌越充足，母乳喂养成功比例越高，各组间的母乳喂养情况差异有统计学意义（$P<0.01$）。产褥期乳房会有明显的变化，产妇出院前可教会产妇及其家人乳腺预防保健按摩的简化手法，鼓励其出院后继续进行按摩，可将预防保健按摩延

续至整个哺乳期，有效地维持泌乳同时预防院外乳胀和淤乳发生，提高后续母乳喂养的成功率。对孕妇进行孕期乳腺按摩，可使泌乳启动时间提前，泌乳量增加，提高纯母乳喂养率，比产后康复按摩效果更好。研究表明产后1周内每天进行乳腺预防保健按摩，可以减少产后生理性乳胀和乳腺炎发生率。按摩乳头、乳晕，可使乳头、乳晕的韧性和对刺激的耐受性增强，同时也可促进乳腺导管通畅，便于乳汁流出，有利于婴儿吸吮，提高母乳喂养率。乳腺预防保健按摩的临床研究提示，产后实施乳腺预防保健按摩可增强母乳喂养的信心，缓解产妇产后乳房胀痛，有效降低产后乳房并发症发生，密切护患关系，配合早接触、早吸吮、早哺乳，明显提升产后纯母乳喂养率。综上所述，产后乳腺按摩的最佳时间为产后2小时内，时间越早，对促进泌乳及提高母乳喂养效果越好。产后乳腺预防保健按摩无痛苦，无毒副作用，易懂易学，绿色经济，疗效可靠，对母婴健康保健具有重要的临床意义，值得推广及广泛应用。

第九章 产后生理性乳胀

产后生理性乳胀发生的主要原因是产后激素变化，是泌乳二期即将启动的信号。孕妇从孕末期就开始有初乳，当胎盘娩出后，催乳素增加，受到催乳素的影响，乳腺血液循环及泌乳量快速增加，引起乳房组织生理水肿，乳房内结缔组织中血量及淋巴增加，此时乳房的静脉、淋巴管也发生暂时性淤滞，乳腺管及周围组织膨胀，乳房肿胀变大，这种现象称为"乳房充盈"。产后48～72小时，高水平催乳素刺激产生乳汁，乳汁开始加速分泌，大、小腺管都充满了乳汁，乳房明显胀大，变硬发胀且疼痛，临床称为产后生理性乳胀。生理性乳胀通常持续1～2天，一般不超过3天。生理性乳胀本质上是身体为正常泌乳所做的必然生理准备，如果产前和产中过多输液或输液时间较长，可能加重乳腺组织水肿。严重时双乳紧绷发亮，乳房通常会有浮球感，感觉乳房硬如石头，俗称"石头奶"。有时甚至会伴有短暂的发热等症状，体温一般不超过38 ℃，如果体温超过38 ℃，血白细胞计数明显升高，建议立即请乳腺外科会诊排除乳汁淤积症或急性乳腺炎。

临床表现为两侧乳房同时出现明显的充盈及肿胀，肿胀硬度Ⅱ～Ⅲ度；外观紧绷而发亮，产妇感觉乳房像铅球一样沉重，胀痛，严重者疼痛和触痛明显，甚至衣服接触都有触痛，疼痛视觉模拟评分多数≥5分，部分会伴随发热症状，但挤压时无乳汁或仅有少量乳汁。一般发生在顺产后第2～3天，剖宫产后第3～4天。产后第3、4天症状达到最高点，多数持续6～48小时后自行缓解。

第一节 生理性乳胀的预防

既然是生理性现象，就有自行缓解的趋势。促进乳腺腺泡恢复和缓解胀痛是处理生理性乳胀的最主要方向。最重要的是产后尽早哺乳，在出生半小时内开始哺喂母乳，注意增加哺喂次数。及早开始吸吮，婴儿强劲而有效率的吸吮是自乳房排出乳汁的最有效方法。生理性乳胀期间，白天每1.5～2小时哺乳一次，夜间则2～3小时一次，以排出乳汁，保证乳腺管通畅，预防生理性乳胀症状不断加重。同时，保证正确的吸吮方式，含接时应包裹产妇乳头和大部分的乳晕，吸吮时应有吞咽声音，提示有效吸吮。如只含住乳头，很容易吸破乳头导致产妇疼痛，进而影响哺乳，同时，吸吮效率也相对较差，婴儿不容易吃饱且获得满足感。如果早产婴儿吸吮无力，可吸奶后用小汤匙喂乳。如果乳房饱胀婴儿难以吸吮，可在喂奶前先挤出部分乳汁让乳晕变软。可用手法按摩或将挤奶器调到最小吸力挡排出部分乳汁。正确有效的手法按摩可减轻乳房水肿，缓解疼痛，缩短生理性奶胀持续时间。

另外，引起生理性乳胀的原因还与过早大量食用催乳汤有关，此时婴儿所需量较小，所以不建议第 1 周大量饮用催乳汤类，以免加重生理性乳胀。

第二节 生理性乳胀的治疗

对催乳素分泌增加导致乳腺血液循环及泌乳量快速增加，引起的乳房组织生理水肿，两侧乳房明显充盈及肿胀、外观紧绷者，可先使用局部冷敷法，降低乳腺血液循环，减轻组织水肿。一般传统的方法为冷毛巾湿敷，使用时应先将毛巾煮沸消毒，冷却后用冰开水沾湿适度拧干，避开乳头和乳晕（以避免降低喷乳反射），敷在乳晕的外围处。根据产妇情况注意调整冰水水温，避免温度过低的刺激。可通过更换毛巾，逐步降低温度，以产妇的耐受和症状改善为度。但临床使用冷毛巾湿敷程序较为烦琐，且容易弄湿产妇衣服引起不适，目前提倡选择使用医用冷敷贴或乳房冷敷垫替代。

乳房冷敷垫为放射状，柔软，舒适，贴身，外层材质利于清洁消毒，根据温度需求，使用前只需放在冰箱冷冻柜内 5 分钟左右即可取出，可反复使用。乳房冷敷垫使用规程：①应用时先用消毒纱布隔开冷敷垫，防止污染并减少乳房刺激；②使用前先测量冷敷垫温度，根据季节和患者耐受，温度控制在 4~10℃，7℃为最适温度；③冷敷垫每次使用后用 75% 乙醇消毒备用。

包装完好的医用冷敷贴使用前可放入冰箱（4℃）内约 5 分钟，表面温度约 7℃左右，也可直接使用。医用冷敷贴使用时直接将贴片贴在乳房体部，因贴片中还含有硫酸镁成分，通过透皮吸收可消炎、降肿、止痛，起到止痛消肿的双重作用。

冷敷规程的应用，规范了治疗流程，统一了治疗标准，提高了安全性，保证了冷敷疗效。

不赞成医疗单位使用冷藏或室温的卷心菜叶、土豆片、黄瓜片、芦荟片、仙人掌片等果蔬材料外敷。从医院临床要求衡量，这些果蔬材料无法消毒，可能造成乳头微生物污染，引起婴儿腹泻；本身可能有农药和其他化学物质残留，影响母婴健康；部分产后母亲可能对其所含物质有皮肤过敏，干扰哺乳；果蔬材料的用法、用量、疗程无法标准化，难以保证疗效；材料的用量、治疗流程、方案杂乱不统一，无法判定和对比疗效；材料并非医用材料，更无合法批号，无法追溯，医疗单位应用没有依据，违犯国家规定的医疗原则，造成不必要的医疗纠纷。

临床验证提示乳房局部热敷虽然可短暂缓解乳胀症状，但热敷会扩张局部血管，进一步加重乳腺组织水肿，增加泌乳，加重临床症状。因此，对多数生理性乳胀的产妇不宜使用热敷治疗。

生理性乳胀产妇的局部症状较为明显，因此手法按摩要注意程序和方法。手法按摩前先给予乳腺康复仪物理康复治疗和局部冷敷，减轻局部肿胀和疼痛。起始的按摩手法要注意用力轻柔，逐渐适应，切忌手法鲁莽粗暴，造成皮肤和乳腺组织的继发性损伤，引起并发症。临床经验提示，乳腺手法加物理按摩治疗产后生理性乳胀效果确切，只要采用正确的按摩规程和操作手法，绝大多数在治疗 1 至数次后缓解治愈。

第十章 产后乳汁淤积

"母乳是婴儿的最佳食物"是世界卫生组织和广大医学工作者一致认同的观点。进行纯母乳喂养的关键是产前产后给乳房进行正确有效的护理。乳汁淤积是大量乳汁由于各种原因影响不能及时排出而积聚在乳房中，使产妇乳房肿胀、疼痛、哺喂困难，影响了母亲对婴儿的哺喂，而且乳汁是细菌的理想培养基，乳汁淤积有利于入侵细菌生长繁殖而引发急性乳腺炎。这些给产妇造成很大的生理不适和心理压力，影响母婴健康。产后乳汁淤积是产褥期常见的并发症，尤其对初产妇而言，面对产后各种情况如母乳喂养及乳房的处理显得不知所措，更容易发生乳汁淤积。乳汁淤积多发生在产后3～4天，剖宫产稍多于阴道分娩的产妇。

第一节 流 行 病 学

乳汁淤积尚无明确的定义和分类。15%～50%的产妇可能出现乳汁淤积，如明确定义可能发生比例更高。乳汁淤积可能为乳房炎性过程的一部分（伴有红肿，发热，疼痛，乳腺组织肿胀），瑞士研究中约75%的产妇在产后8周内有1次症状。Hill和Humenick的研究显示72%的产妇在产后前5天有不同程度的乳房肿胀，乳汁淤积。乳汁淤积症状在产后2～14天发生率最高，在第5天达峰值，但可能持续至14天左右，可能双侧同时或先后发生并伴有低热，进而易伴发乳头皲裂、乳腺炎、乳腺脓肿、泌乳减少等。约有82%乳汁淤积的产妇哺乳困难。

第二节 产后乳汁淤积发生的原因

一、生理因素

产妇于产后第1～2天体内的催乳素与催产素均未达到高峰，乳汁产生相对较少，分泌的少量乳汁存留在腺管内，刺激乳腺周围组织，从而引起乳房内静脉充盈、淋巴滞留，乳汁排出不畅而导致乳房肿胀。少年期不合理的束胸或穿戴过紧的胸衣，使乳房发育不良，以及各种类型的乳头异常，如扁平、过大、皲裂、凹陷，均可使新生儿不能含接乳头，乳汁不能及时被吸出，也可发生乳房肿胀。过度使用肥皂或乙醇等干燥刺激性强的物品清洗乳头，可导致乳头损伤。

二、自身因素

知识缺乏产妇不了解母乳喂养的好处。缺乏乳房护理的知识。有些产妇尤其是产后

2～4天乳汁分泌少，自认为不能满足婴儿的需求，产后3天后乳汁分泌增多时乳腺管阻塞，而致乳房胀痛，对母乳喂养缺乏信心。大部分孕妇为80后独生女，不具备较强的心理承受能力，或害怕伤口痛（顺产会阴伤口、剖宫产腹部伤口）而不愿喂奶。刚开始喂奶时，产妇不了解正确喂养方法，缺乏母乳喂养技巧，喂奶的姿势不正确使婴儿吸吮无效，一旦出现乳头疼痛感、皲裂便放弃哺乳。部分产妇担心身材受影响而拒绝哺乳。母乳作为婴儿最理想的天然食品，不仅各种成分易于吸收，而且含有丰富的抗体和免疫因子。初乳中免疫物质更为丰富，还有轻泻作用，可促进胎便排出。但是，很多来自农村基层产妇，误认为初乳是"黄水"，要挤掉后3天才能喂哺。初乳分泌普遍较少，如果对初乳的成分缺乏认识，对乳房胀痛的发生及危害缺乏警惕性，产妇就不会实行早吸吮，泌乳增多后造成乳汁淤积，是产后乳房胀痛形成加重的主要原因。

三、婴儿因素

主要还是由于人工喂养过早，拒绝母乳，尤其是遇到乳头凹陷或平坦时。新生儿吐羊水不愿吃奶，其睡眠依赖性大，相对来说对于乳头吸吮的次数减少。各种病理性因素造成母婴分离，产妇由于产后乳房没得到新生儿及时有效的吸吮，容易造成开奶前用奶瓶奶头给婴儿喂养葡萄糖或奶粉，婴儿习惯了奶瓶奶头，对乳头产生错觉，降低对母乳的渴求，加上乳胀的疼痛，婴儿更难吸吮，形成恶性循环，乳房肿胀发生率较高，且泌乳时间后延，回乳时间提前，会造成乳腺管不通畅，乳汁淤积。

四、切口因素

切口疼痛造成体位受限，引起产妇喂哺障碍也是乳房胀痛发生的原因。有资料显示：剖宫产产妇纯母乳喂养成功率明显低于阴道分娩产妇。因会阴侧切和剖宫产腹部切口疼痛，特别是剖宫产腹部伤口较大，疼痛导致产妇不愿喂哺或喂哺不成功，待2～3天后伤口疼痛减轻，再实行母乳喂养时，乳房生理性胀痛加重。

乳房乳汁淤积主要表现为乳房肿胀、胀痛、部分局部有硬块、怕触摸，严重的甚至会出现全身不适、体温升高，引起产妇及家属高度紧张和忧虑，既影响新生儿的正常母乳喂养，也给产妇及其家属带来身心痛苦和焦虑，甚至可能导致部分产妇因此而放弃母乳喂养。传统的方法减轻乳胀主要是靠热敷、帮助婴儿吸吮、促进血液循环、排空乳汁，但这些方法均不能很快疏通乳腺管，消除乳块，缓解乳胀，乳汁过多者还可能引起急性乳腺炎，乳汁分泌缓慢者易导致乳汁分泌减少甚至无乳。因此，产后康复处理乳房乳汁淤积需要采取综合性措施。

第三节 临床诊断分型

一、单纯性乳汁淤积

1. 症状和体征 体温正常，乳房胀满，肿胀的硬度分度Ⅰ～Ⅱ度，轻度～中度疼痛，视觉模拟评分＜6分，表面皮肤正常，乳腺广泛轻压痛，乳腺无明显硬结肿块。白细胞计数多正常，腋窝淋巴结无肿大。

2．超声诊断

（1）乳腺导管多形性扩张：乳腺导管扩张，呈单个或多个液性无回声区管腔，主导管内径2～6 mm，部分呈囊状，不规则扭曲，边界清楚整齐，形态多样，扩张乳管融合囊内可残存隔膜呈花瓣样回声，后方回声增强。声像图显示腺体层增厚、回声不均匀。

（2）积乳囊肿：可分为清亮型和浑浊型。前者与一般的囊肿类似，后方回声增强，内部为无回声，无血流信号；后者内部有细弱点状回声，震动或改变体位后可见点状流动，血流显像可显示因相对运动而形成的血流伪像，较大囊状扩张内有时可见脂液分层征象。

二、乳汁淤积伴乳腺硬结

乳房胀满，肿胀的硬度分度Ⅱ～Ⅲ度，中度～重度疼痛，可伴有发热（≤38 ℃）。检查乳房胀满，表面皮肤正常，伴有乳腺硬结，质地中等，肿块不移动，表面光滑，有压痛，与之相对应的乳管无乳汁排出，腋窝淋巴结无肿大，白细胞计数正常。B超可见乳管多形性扩张，各级乳管增粗，呈单个或多个液性无回声区管腔，提示乳管内有乳汁淤积，部分呈囊状，不规则扭曲。边界清楚整齐，形态多样，多个扩张的乳管融合囊内可见隔膜呈花瓣样回声，后壁及后方回声增强。血管走行规则。腋窝副乳也会发生积乳囊肿。积乳囊肿经穿刺可抽出乳汁或黏稠的乳酪样物。肉眼下，积乳囊肿为灰白色，可为单房或多房性，内含乳汁；镜下，囊壁由内向外包括坏死层、细胞浸润层和结缔组织层，并可见一支或数支闭塞的导管，内容物为均匀红染无结构物质，部分可见吞噬细胞。

积乳囊肿实变：实变早期的边界欠清楚，形态欠规则，内部为弱回声、不均匀，部分可见数毫米的不规则团状强回声，后方伴声影。后期内部回声逐渐增强，呈强弱相间改变，边界较清楚，形态较规则，完全实变后为均匀增强的回声团块，后方出现回声衰减；团块内部多无血流信号，周边可有点片状血流信号。肉眼下，实变后的积乳囊肿为灰白色，类似奶酪，挤压后呈粉末样。

三、乳汁淤积感染形成脓肿

病变区域边界不清，形态不规则，内部回声不均匀，加压后呈流动样，周边可见增多的点片状血流信号，阻力指数0.47～0.63。肉眼下，中心形成脓腔，内含黄白色脓液及浑浊乳汁；镜下，充满中性粒细胞及分泌物，周围包绕炎性组织，伴有小叶导管闭塞。

第四节　乳汁淤积的临床干预措施

一、心理护理与社会支持

围生期乳房保健门诊，实施乳房保健，纠正乳头凹陷、扁平乳头等异常；指导孕妇6个月开始擦洗乳头，7个月开始进行乳房按摩；同时介绍母乳喂养的好处，吸吮初乳的重要性，普及产妇哺乳中发生乳房胀痛的因素及危害性；指导母乳喂养姿势，让产妇了解充分地进行早吸吮可使婴儿吮到初乳的同时还可规避淤乳的发生；给予乳房早期护理干预后，早期吸吮可反射性刺激催乳素产生，形成射乳反射，使乳汁分泌启动时间提前，同时也使乳腺导管保持畅通，胀痛减轻，利于增强乳房皮肤的韧性与抵抗力，避免出现乳头皲裂，从而保证哺乳的顺利进行。

把好产前宣教这一关，产妇入院后即进行全面评估，制定宣教方案，运用通俗易懂的语言，讲解母乳喂养的重要性和必要性。母乳喂养可提供最适合婴儿消化吸收的营养物质和免疫因子，有利于婴儿成长发育和抵抗疾病。哺喂不仅有利于满足新生儿的生理需要，而且有利于其胎粪的顺利排泄。母乳喂养是一个情感交流、母婴互动的过程，有利于新生儿期的心理成长。母乳喂养还可促进子宫复旧，减少产后出血的概率，有利于推行计划生育，减少乳腺癌、卵巢癌的发病率。对家庭来说，母乳是无菌的，不易污染，温度适宜，不必消毒，经济又方便，可减少家庭其他成员的劳动，增进家庭成员间的和睦。对社会来说，有利于提高全民素质。母乳喂养的优越性已得到了全世界范围的共识。讲解初乳的成分，产后最初分泌的量少呈淡黄色的乳汁被称为初乳，含有多种免疫物质和生物活性物质，有更多的蛋白质、脂肪，易消化，是乳汁的黄金阶段，可提高婴儿抵抗力和新陈代谢，促进身体发育和脑神经细胞增殖。初产妇哺喂时由于生理原因如乳腺管不通、乳头凹陷和婴儿吸吮的不适应会感到疼痛，但这可通过采取一系列措施和哺乳技巧的掌握得到改善。要教授正确母乳喂养姿势，将哺乳中的常见问题及处理方法告知产妇，教会产妇挤奶的指征和正确方法，让产妇产前了解早吸吮的好处，是促进泌乳功能、保证足够的乳汁的前提，并可预防乳房胀痛的发生。医护人员应多与产妇进行交流，了解产妇的心理顾虑，告诉产妇母乳喂养不但不会影响母亲的体形，而且会促使母亲产后机体的恢复。护理人员应与产妇的家属进行沟通，使家庭成员多给予产妇鼓励与支持，增强产妇信心。杜绝过早使用奶瓶、奶头和添加辅食，建立产后及时排空乳汁的意识，减少产后乳汁淤积的发生。

（一）树立产妇母乳喂养及预防产后乳汁淤积的信心

在产后48～72小时，尤其是产后的前2天，乳汁分泌较少，产妇会误以为自己的乳汁较少，添加代乳品给婴儿产生错觉，不愿意吸吮乳头；也因乳头未能受到应有的刺激，影响了乳腺管的收缩与乳汁的分泌。与此同时，因乳汁较少，产妇喝大量的催乳汤类，导致产后乳汁突然大量增加，超出婴儿需要，如不及时排空，会出现明显的乳汁淤积。此时的产妇会因为产后焦虑、乳房胀痛、切口疼痛等诸多因素影响，极易产生放弃母乳喂养的念头。喂哺不当导致的乳汁淤积与心理因素有很大的关系。因此，产妇入院时应有专人进行充分的心理交流，介绍周围环境，消除陌生感。婴儿出生后，进行具体指导亲体接触早吸吮，并协助母乳喂养，使婴儿能正确含衔吸吮，产妇按需哺乳，通过充分有效吸吮保持适量乳汁分泌，树立产妇哺乳信心。避免产后乳汁淤积的发生。

（二）乳房的清洁

围生期宣教给孕妇建立乳房保健门诊，做好详细的乳房检查，指导并实施乳房保健，每次门诊应有记录。孕妇在产前检查过程中至少接受一次有关母乳喂养的乳房保健教育，包括讲课、录像、宣传、示教、角色扮演等，孕妇家属应同时参加，并记录在围生保健手册上。指导孕妇6个月开始擦洗乳头，7个月开始进行乳房按摩，纠正乳头凹陷、扁平乳头等异常，进行心理咨询，鼓励孕妇及家属建立母乳喂养信心。定期清洁乳房不仅可以保持乳腺管的通畅，有助于增加乳头的韧性，减少哺乳期乳头皲裂等并发症的发生，同时可以增加悬韧带的弹性，防止乳房下垂。操作时应洗净双手，用热毛巾先擦拭乳头、乳晕、乳晕周围的皮肤，以乳头为中心顺时针方向擦拭。初乳出现阶段，初乳在乳头处易形成结痂，应先以软膏加以软化，然后用温水拭净，不赞成使用肥皂或乙醇清洗，因为肥皂或乙醇清洗乳头会除去乳头周围皮脂腺所分泌的保护性油脂，导致因乳头过于干燥而发生乳头皲裂等损害，影响哺乳。

（三）采取正确的喂养姿势和含衔方式

正确的喂养方法是防治乳汁淤积的必要保证。哺喂前洗净双手，用温水擦洗乳房，产妇采取舒适的体位，如坐位、侧卧位、半卧位，辅以垫枕或脚凳使产妇全身放松。采取怀抱式，无论婴儿抱在哪一边，使婴儿身体转向母亲，婴儿头和躯干呈一条直线紧贴母亲身体，下颌接触乳房，鼻尖对向乳头，保持婴儿头和颈略微伸展，使婴儿鼻孔与母亲乳房之间保留一定空隙，以避免堵塞婴儿鼻孔而影响呼吸，即做到婴儿和母亲三贴：胸贴胸，腹贴腹，下颌贴乳房。哺乳时将乳头伸展，用大拇指和食指平行放在乳头两侧，慢慢由乳头向两侧拉开，牵引乳晕皮肤下组织使乳头向外突出，再捏住乳头，轻轻向外牵拉，抱起婴儿，用乳头触及婴儿口唇，诱发觅食反射，待婴儿口张大舌向下的一瞬间，将乳头及大部分乳晕放入婴儿口中，让婴儿吸吮，同时要听到婴儿有节奏的吸吮和吞咽声。

（四）按需哺乳

产褥期的泌乳量与催乳素的基础值无线性关系，但很大的程度依赖于新生儿对乳头的吮吸反应。在生理情况下，催乳素释放抑制因子起作用。分娩后半小时内新生儿吸吮乳头的动作，引起神经冲动使感觉信号经脊髓传入下丘脑，减少催乳素抑制因子的分泌量，解除了对乳汁分泌的抑制作用，致使催乳素释放，促进乳汁分泌。婴儿吸吮刺激也能反射性地引起神经垂体释放催产素，使乳腺腺泡周围的肌上皮细胞收缩，增加乳腺管内压喷出乳汁，表明吸吮刺激是保持乳腺不断泌乳的关键。早期频繁的吸吮刺激，不规定喂奶时间，按需哺乳，以及教育产妇正确的哺乳姿势是泌乳成功的基本条件。

哺乳前柔和地轻轻按摩乳房，有利于刺激排乳反射。当婴儿无吸吮兴趣或间隔时间过长，可以挤出少量乳汁到婴儿口中或抹在乳头上，刺激婴儿吸吮兴趣。每次哺乳应两侧乳房交替进行，并挤空剩余乳汁，这样可以促使乳汁分泌增多，预防乳腺管阻塞及两侧乳房大小不等。哺乳结束时不要强力拉出乳头，因为在口腔负压情况下拉出乳头会引起局部疼痛或皮损，可用干净的手指轻轻按压宝宝的嘴角或下巴，使外界空气慢慢进入口腔解除负压，宝宝的小嘴就会自然松开乳头。

二、预防和及时处理乳头皲裂

初产妇乳头皮肤薄而娇嫩，在哺乳的过程中很容易发生乳头皲裂，乳头的感觉神经末梢丰富，感觉敏感，发生乳头皲裂后疼痛明显，患者因疼痛而不能让婴儿继续吸吮，容易产生乳汁淤积。针对产生乳头皲裂和乳汁淤积的常见原因采取相应的措施，避免或者降低其发生率。研究显示产前应用清水清洗乳头可以降低乳头皲裂和乳汁淤积的发生率。乳汁淤积后的分解产物非常利于细菌的生长，孩子口腔内的病菌很容易通过乳头皲裂的伤口侵入乳腺，造成急性乳腺炎。

三、产后乳房护理

在医护人员指导下，产妇及时掌握正确的哺乳姿势，按需哺乳。应先吮吸单侧乳房，直到吸净乳汁，而后更换对侧。产后由于乳房增大，位置下垂导致乳腺管排乳不畅，易形成乳汁淤积，下垂型乳房哺乳后应用支持乳罩，抬高乳房，改善循环。乳汁过多或母婴分离时也应挤出乳汁放冰箱待用，以防乳房过度充盈造成乳汁淤积。

四、疏通乳管排出淤乳

乳汁淤积时，产妇感到乳房肿胀、疼痛，可产生局部硬块，影响产妇哺乳，进而造成更多乳汁淤积，形成恶性循环。乳房由腺体组织、支持结缔组织和起保护作用的脂肪组织组成，其中腺体组织分泌乳汁。现代医学理论认为，乳腺按摩法的作用机制是松解乳房基底部与胸肌筋膜的黏着，使乳房组织疏松，改善局部血液循环，恢复乳房正常的生理结构和功能，使乳腺体柔软，乳晕、乳头伸展变软，易于哺乳；疏通乳汁流出结构，乳管开通，排乳口开放，乳汁排出通畅，通则不痛，从根本上解决产后乳房胀痛的病因；打散乳管内淤乳形成的乳栓，排出淤乳，消除局部淤乳肿块；同时促进静脉、淋巴回流，加速炎症介质的分解、稀释，使局部无菌炎症消退；减少继发急性乳腺炎的发生；手法按摩模拟吸吮，反射性刺激脑垂体分泌催乳素和催产素，形成泌乳反射，使乳汁快速从腺泡、小乳导管进入输乳导管排出，同时还能起到纠正乳头畸形的作用。

五、临床乳腺按摩

乳腺按摩是治疗乳汁淤积的重要手段，包括手法按摩和物理按摩。按摩的方法包括刺激乳腺泌乳反射、按照婴儿吸吮的特点挤压乳晕区挤奶、用适当的力度沿乳管走行方向自远端向乳头方向推压排出乳汁；低频脉冲、微波理疗或半导体激光照射可以促进局部血液循环，减轻局部水肿，增强局部抗感染能力。利用手法按摩加物理疗法治疗乳汁淤积，效果显著，总有效率91.8%。在此阶段使用抗生素组与不使用抗生素组比较，总有效率的差别无统计学意义，因此，在本阶段不需要使用抗生素，也不需要停止哺乳。

操作者以左手掌轻轻托起乳房，使紧张受压的乳房处于松弛状态，右手以拇指和食指分开放在乳晕处，向胸壁按压并挤压乳晕下的乳窦，挤压与放松交替进行，并按摩挤压所有乳窦，促使乳管通畅，利于乳汁排出减轻疼痛。继而右手五指自然分开、屈曲，沿乳腺导管方向从乳根至乳头部反复梳理肿块及其周围组织 10 余次，由轻至重，以产妇能耐受为度，达到疏通乳腺管的目的。

临床研究显示：乳腺按摩可以使乳房变软，解除乳胀、疼痛症状；使乳头和乳头颈弯曲度自如，易于新生儿吸吮，预防乳腺管排乳不畅引起的肿胀，缓解乳胀，促进泌乳。因此认为乳腺按摩不仅可以有效治疗产后乳汁淤积，同时在按摩不断刺激乳房的同时，增加乳房血液循环，使乳腺管通畅，有利于乳汁排出，进而降低乳腺炎的发生率。产妇乳房健康，母亲舒适感增强，有效促进母乳喂养。

乳腺手法按摩对产后乳汁淤积具有极好的针对性疗效，临床对 288 例产后乳汁淤积应用标准化按摩路径治疗，1～2 次 / 天，疗程 3～5 天，治愈 97.2%，显效 2.8%。若用手法按摩排乳再辅以电动吸奶器吸引，对产后乳汁淤积的肿块消散可起到更好的治疗作用。

有报道将乳导管置管引流运用到乳管内乳栓致乳汁淤积的治疗中，配合手法按摩，较之单纯使用手法按摩疗效更佳，其置管通乳方法为：患者取仰卧位，检查乳房胀痛或硬块的部位，用蒸汽或以温热毛巾热敷乳房患处 5 分钟，左手托起乳房，右手向上提拉乳头数次以扩张乳头导管，找到乳腺堵塞导管对应的开口，消毒、铺巾，确认开口，提起乳头用 5 号注射器平头针准确插入，然后慢慢深入乳管 1～1.5 cm，再轻轻旋转注射器针头使狭窄的乳管扩张，一边旋转一边退出，轻轻抽吸乳管阻塞处的乳汁，直至从乳头拔出针头，排出乳栓，再继以按摩排乳。临床应用于 46 例患者，均未形成急性乳腺炎及脓肿，其中 41 例可继续哺乳，39 例治疗后乳汁通畅。该方法对于乳管内乳栓阻塞的治疗作用可能更为突出，但对操作者的技术要求非常严格，应尽量避免出现不必要的损伤。

部分确诊的乳汁淤积症状体征较为严重的患者，应重点检查乳管开口在乳头处有无堵塞，通常堵塞的开口部位可见白色膜状物。对乳头表面有膜状物堵塞的患者，较薄的应立即夹除，部分难于夹除的可用注射器针头从中央穿刺，少数乳头虽未见明显的膜状物，但稍稍挤压乳腺包块即可见乳头一处轻微隆起，可在隆起处试行穿刺，一旦乳管开口处堵塞状态被解除，稍加按压乳腺肿块即可见淤积乳汁从穿刺孔处喷射出，再加上适度按摩，便可使淤乳肿块完全消散。若去除膜状物后并未同时予以乳腺按摩、排空乳汁，则可能导致继发感染。在按摩的时候沿着乳管方向把淤滞的乳汁排出，同时轻提乳头数次，挤压乳晕，可以促使乳头淤积的乳汁排出通畅。对于乳头畸形的患者还可以使用乳头内陷矫治器，对于重度乳头内陷患者，在手法矫正同时注意排空乳汁。

有条件时可协助使用产后康复治疗仪，低频脉冲电刺激对乳腺细胞和组织有明显的兴奋作用，改善乳腺分泌功能，促进血液循环和神经体液调节，加速炎症产物的吸收。当体内电介质偶极子即随频率的变化而发生取向运动，在震动与转动的过程中彼此摩擦与周围媒质相摩擦产生热效应。升温后能扩张血管，使血液流通加快，局部升温能消肿、止痛、舒展肌肉，增加乳房舒适感。

第十一章　产后缺乳少乳

第一节　诊　断　标　准

一、中医诊断标准

根据中华人民共和国中医药行业标准《中医妇科病证诊断疗效标准》，产后缺乳的诊断标准为：

无乳：产后2～3天，产妇自觉乳房无胀满，挤压无乳汁排出，体检时乳房不充盈，挤压无痛感。

少乳：产后2～3天产妇自觉乳房不胀，乳汁清稀，新生儿需频繁长时间吸吮，持续超过20分钟，间隔时间<1小时，体检时乳房充盈不明显，用力挤压有少量乳汁。

参照中国中医药出版社2007年新世纪第二版课程教材《中医妇科学》，肝郁气滞型产后缺乳中医辨证诊断标准：

主症：产后乳汁分泌少，甚或全无，乳房胀硬、疼痛，乳汁稠。

次症：胸胁胀满，情志抑郁，食欲不振，或身有微热。

舌脉：舌质正常，苔薄黄，脉细弦或弦数。

以上证候具备主症2项，次症2项或以上，结合舌质、脉象即可诊断（表11-1）。

表11-1　中医证候评分记录表

中医证候	3分（重度）	2分（中度）	1分（轻度）0分	总分值
胸胁满闷	胸胁胀痛，呼吸不能自主	胸胁胀痛，胀闷，呼吸尚可	症状消失	
烦躁易怒	情志抑郁或烦躁，失眠重，抑郁	情志急躁或情志不畅	症状消失	
身有微热	身体热甚，汗出不畅	身体微热	症状消失	
食欲不振	无食欲，不进食	食欲差，量减少，饮食无味	症状消失	
舌脉	明显异常，苔厚腻，脉细速	苔白腻，苔薄黄，脉细弦或弦数	舌脉正常	
合计				

标准：

重：11～15分

中：6～10分

轻：3～5分

正常：<3分

二、西医诊断标准

参照科学出版社 2005 年《妇科疾病诊断标准》，产后缺乳的诊断标准制定如下：

（1）产后排出的乳汁量少甚或全无，不够喂养婴儿。

（2）乳房触诊丰满，乳腺成块，挤压乳汁疼痛难出，质稠。

（3）排除乳头凹陷或乳头皲裂造成的乳汁淤积不通，哺乳困难。

第二节　疗效评价

一、缺乳证候评分标准

1. 泌乳量

0 分（正常）：完全满足婴儿需要量，每天可有效哺乳 8～10 次，喂奶时乳房有胀满感，婴儿吮吸时可听到吞奶声，2 次喂奶之间婴儿睡眠安静，哺乳前母亲乳房充盈，哺乳时有下乳感，哺乳后乳房柔软。

2 分（轻度）：满足婴儿需要量的 2/3，每天可有效哺乳 6～7 次，婴儿吮吸时听到吞奶声，2 次喂奶之间婴儿睡眠比较安静，哺乳前母亲乳房充盈，哺乳时有下乳感，哺乳后乳房柔软。

4 分（中度）：满足婴儿需要量的 1/3，喂奶时未听到婴儿吞奶声，2 次喂奶之间婴儿哭闹，主要使用代乳品，哺乳前母亲乳房无充盈感，哺乳时无明显下乳感。

6 分（重度）：几乎没有乳汁，不能喂养婴儿，完全依靠代乳品，乳房空虚。

2. 乳房充盈度

0 分（正常）：乳房饱满，有轻度胀痛感，乳汁自溢。

2 分（轻度）：乳房明显充盈，乳汁轻用力挤压即出。

4 分（中度）：乳房充盈但不胀满，乳汁需用力挤压方出。

6 分（重度）：乳房无明显充盈或胀满感，挤压无乳汁外溢。

3. 乳汁黏稠度

0 分：乳汁浓稠。

1 分：乳汁清稀。

2 分：无乳汁。

4. 乳汁淤积程度

0 分：无；

2 分（轻度）：有胀奶感，哺乳后仍无缓解。

4 分（中度）：乳房触痛。

6 分（重度）：有泌乳感，但无乳汁排出，乳房持续疼痛。

二、缺乳的疗效评定标准

1. 西医疗效评定标准

痊愈：乳汁分泌完全满足婴儿需要，可以正常哺乳，新生儿完全由母乳喂养，哺乳后不哭不闹，安静入睡。

好转：乳汁分泌增多，或乳汁分泌正常，能满足婴儿需要量的 2/3，哺乳后新生儿偶见哭闹，需额外添加奶粉，每次量不超过 20 ml。

无效：乳汁分泌无改变，完全不能满足新生儿的喂养需求，完全依靠奶粉喂养。

2. 中医疗效评定标准　参照 1994 年版《中医妇科病证诊断疗效标准》。

痊愈：乳汁分泌完全能满足婴儿需要，其他症状完全消失。

有效：乳汁分泌增多，能满足婴儿需要量的 2/3，其他症状明显改善。

无效：缺乳无改善。

3. 综合疗效评定标准　参照《中药新药临床研究指导原则》根据积分表进行两组间及两组治疗前后总积分值的比较。

痊愈：治疗后临床症状消失或基本消失，疗效指数 N≥95%。

显效：治疗后临床症状明显改善，疗效指数 95%＞N≥70%。

好转：治疗后临床症状均有好转，疗效指数 70%＞N≥30%。

无效：治疗后临床症状均无明显改善，疗效指数 N＜30%。

治疗结束时统计治疗前后中医证候及缺乳程度积分，计算疗效指数

$$总积分值＝中医证候积分＋缺乳程度积分$$

疗效指数（N）＝{（治疗前总积分－治疗后总积分）/ 治疗前总积分}×100%

三、缺乳的疗效评定

缺乳的疗效评定于患者住院第 7 天或患者出院的当天进行评价。缺乳是指分娩后乳汁分泌甚少，甚至无乳汁分泌，亦称为产后乳汁不行、产后乳汁不足。缺乳多发生在产后半个月内，尤其是产后 2～3 天最为多见，甚至可以发生在整个哺乳期。正常情况下，产妇生产之后即有乳汁分泌，产后半小时即可开始哺乳。但目前由于内外的多种原因，使得产妇产后乳汁分泌甚少甚至无乳汁，导致不能正常喂养婴儿。近年来，随着社会的发展，产妇不仅受到自身的因素如精神状态、营养状况、乳房形态等的影响，还受到工作、社会角色的压力等的影响，再加上产妇普遍惧怕顺产的疼痛，剖宫产率升高，都导致产后缺乳的发生率呈上升趋势。数据表明，仅 54% 的婴儿得到充足的母乳喂养，其余 46% 的婴儿因为各种原因而得不到充足的母乳喂养。目前我国产后 1 个月的纯母乳喂养率为 47%～62%，与世界卫生组织提出"达到 80% 的母乳喂养率"目标还有很大差距。产后缺乳的最佳治疗时间应在产后半个月内，而剖宫产产妇在术后住院的 1 周内是产后缺乳的高发阶段，因此在产妇住院期间进行及早干预，保证婴儿吮吸到初乳，成为治疗缺乳、提高母乳喂养率的重点。缺乳疗效评定可在临床治疗后定期按以上标准判定。

第三节　现代医学认知

一、产后缺乳的发病原因

1. **乳房因素**　产后缺乳的乳房因素多见于乳头和乳腺缺陷。如乳头凹陷、扁平、过大、过长或乳头皲裂。乳头凹陷、过于扁平或过大会导致婴儿难以恰当含住乳头乳晕，无法有效吸吮。乳腺管阻塞或炎症、乳腺增生症、乳腺炎症等疾病会引起腺体组织和乳腺导管的数量减少，从而影响乳汁的分泌。穿戴化纤织物的乳罩，其脱落的纤维会导致乳腺管阻塞，影响产后泌乳，故产妇应禁用化纤乳罩或穿着化纤内衣。乳头皲裂或乳腺炎症易使乳母因疼痛而降低哺乳意愿，吸吮刺激不足，乳汁生成减少甚至无奶，导致哺乳失败。先天性或因乳腺炎症或手术创伤等疾病导致的乳腺发育不良、乳腺组织过少、乳腺部分缺损、乳腺泌乳功能障碍等都会造成产后乳汁不足。乳腺管狭窄或管口阻塞会影响乳汁排出。各种乳房因素引起的产后缺乳，乳汁无法完全排空，使催乳素峰值降低，泌乳逐渐减少。同时，乳房异常也易造成产妇对纯母乳喂养缺乏信心，影响早期泌乳量。

2. **营养因素**　营养是乳汁形成的物质基础，成功的哺乳必须要有营养的支持，产妇的营养摄取对乳汁的生成关系密切，母乳中蛋白质、氨基酸、糖类、脂肪、矿物质、微量元素等为婴儿的生长发育提供必需的能量。由于乳汁中各种营养成分均来自母体，因此产妇在哺乳期应摄食相对高热量、高蛋白质、高维生素的食物，倘若母体在哺乳期间营养摄入不足，乳汁分泌量将减少，乳汁质量下降，甚至最终完全停止泌乳。根据营养学研究，产后若每日热量摄取小于 1800 千卡，将无法满足哺乳需求，尤其在产后前几周，泌乳模式正要开始建立之前，影响尤其明显。因此，保证产妇在喂养期间的营养供应尤为重要。但营养过度或营养不均衡，引起脾胃损伤，营养吸收失调，也可造成泌乳障碍。产妇的全身营养状态可直接或间接影响乳汁的生成，造成产后缺乳。

3. **哺乳方法、时间不正确**　现代医学研究提示，射乳反射是在催乳素、催产素、神经反射条件下完成的，当婴儿吸吮乳头时，产生神经冲动传入丘脑，反射性地引起催乳素和催产素分泌，催乳素使乳腺细胞合成和分泌乳汁，催产素使包绕在乳腺泡外壁的肌细胞收缩，从而将腺泡中的乳汁挤入导管，迅速到达乳头而射出。若婴儿吸吮的刺激不足，会降低对垂体的反射性刺激，导致垂体催乳素、催产素分泌减少，使乳汁的生成与射乳反射减弱。产妇因为术后麻醉用药等因素导致产后首次吸吮延迟，部分产妇喂奶时间及次数不够，如夜间不喂；或早产儿、婴儿先天性腭异常、唇裂、舌系带过短导致吮吸力度弱，吸吮的刺激不足等，婴儿不能有效吸吮出乳汁；衔接姿势不正确，无效吸吮，母亲信心不足，无法判断婴儿是否吃饱，造成心情紧张、焦虑、疲劳；不了解产后 2 个月内婴儿体重增长快，需要营养相对增加，而乳汁分泌尚未随之增多，会出现暂时性供不应求的情形而误判乳汁不足，丧失信心，改以配方奶喂哺；产妇在哺乳时未养成良好的哺乳习惯，没有在排空一侧乳房的基础上再让婴儿吮吸另一侧，或者婴儿出现哭闹不愿吮吸的情况下就给予奶瓶，导致婴儿吮吸时间和哺乳时间过短，未能有效刺激乳汁的分泌。这些错误的哺乳方法，导致乳汁未能排空，乳汁残留，造成产后缺乳。而且乳汁中存在抑制因子，具有减少或抑制乳汁产生的作用，若乳房常不排空，残留的乳汁中抑制因子会使乳腺细胞停止泌乳；乳汁淤积在乳管内，压迫乳腺上皮而产生萎缩变性，使乳汁分泌逐渐减少。因此，母乳喂养因素、母亲心理因素、暂时性供需不足都与母亲喂养的认知有关。了解正确的哺乳方法和时间，充分吸吮，及时排空乳汁，有利于乳汁分泌。

4. **过早添加配方奶或辅食**　自从配方奶问世后，受销售商和广告的宣传影响，部分产妇错误地认为奶粉可以代替或优于母乳，容易在自感奶量不够时，使用代乳品和奶瓶。代乳品和奶瓶的使用极易造成乳头吸吮刺激少，乳汁生成更少的恶性循环。产后早期使用奶瓶，婴儿习惯吸吮橡胶乳头而抗拒吸吮母亲乳头，使得吸吮减少。部分产妇主观认为自身乳汁太少，过早人为添加牛奶或米粉等辅食，其实多数情况下是错误的。对6个月内的婴儿，母乳多数足够满足需求，过早添加辅食反而影响其吸吮，造成泌乳减少。对于母乳喂养，母乳营养成分的优越性已成国际共识。母乳中有许多无法用人工配方奶合成、具有特殊功能的物质，对早期婴儿的健康成长至关重要。

5. **分娩方式**　阴道分娩时引起应激反应促进5-羟色胺分泌增加，从而促进催乳素及催产素分泌，剖宫产分娩缺乏此过程。剖宫产婴儿的首次吸吮乳头时间推迟，中位开奶时间长，住院期间、产后6周按需哺乳比例也随之降低。阴道助产的婴儿恢复较慢，婴儿在产道受挤压时间过长引起缺氧或婴儿有产伤时，需要静卧，影响了早期吸吮行为，首次吸吮成功时间明显延迟。近年来，由于产妇考虑婴儿健康、选择分娩时间、分娩疼痛、体型因素、剖宫产的便利和安全性等综合因素，使许多原可以自然分娩的产妇，选择以剖宫产方式分娩的日益增多。分娩方式关系到母亲的产后休息、饮食、恢复及婴儿的反应等问题。剖宫产是产后缺乳的危险因素之一，剖宫产术后由于伤口疼痛、麻醉药物的影响等，导致新生儿不易做到产后30分钟内吸吮产妇乳头，从而延缓建立生乳反射和射乳反射；产妇手术前后饮食受到限制，未能补充足够营养，影响了早期哺乳行为；伤口疼痛及补液，影响产妇休息、情绪和有效哺乳，疼痛抑制乳汁分泌，情绪不佳也会影响丘脑及垂体功能使催产素分泌减少，导致乳汁分泌减少。分娩时若失血过多如难产、产道撕裂、胎盘剥离不全、凝血功能障碍等所致的大出血，或是剖宫产、会阴感染、产后恶露不净等，皆不利乳汁分泌和母乳喂养。

6. **药物影响**　药物可对乳汁分泌产生显著影响。临床报道甲氧氯普胺、维生素E、吗丁啉等可使乳汁分泌增多；而阿托品、地高辛、己烯雌酚、大麦芽等可抑制乳汁的分泌。另外，有研究提示大剂量催产素可能会影响产妇产褥早期泌乳。下丘脑分泌的多巴胺可通过催乳素抑制激素抑制催乳素的合成和释放，有些药物如左旋多巴、溴隐亭、氯米芬、前列腺素等可抑制催乳素的合成与释放。乳母若在哺乳期间服用了含有性激素类的药物，会使得体内激素水平紊乱，从而影响泌乳。

7. 精神因素 从怀孕、分娩、产后恢复及哺乳连续且快速的生理剧变，乳母由于妊娠、分娩引起心理、生理应激和压力以及母亲角色转换的无所适从，均可导致产妇的情绪和心理发生变化。妊娠时若曾受过精神创伤，包括产妇围生期体重明显超标担心体型改变，都可造成分娩后情绪焦虑或抑郁，导致母乳量减少。一旦情绪改变程度和性质超越了正常界限，甚至引起产后抑郁症。产妇过度焦虑和抑郁可导致一系列生理、病理反应（去甲肾上腺素分泌减少等内分泌激素的改变）。研究显示，乳汁分泌受中枢神经系统的调节。精神因素可影响下丘脑及垂体功能，从而减少或抑制催乳素的分泌，催乳素在泌乳的启动、维持乳汁分泌中起重要作用，催乳素分泌降低，会影响产后泌乳始动时间，尤其是对于初产妇而言，影响更加明显。乳母精神处于紧张、焦虑状态就可导致内分泌激素紊乱，肾上腺激素分泌，催乳素的释放受到抑制，乳腺血流量减少，阻碍营养物质和泌乳激素进入乳房，从而使乳汁分泌减少；同时，催产素的释放受到抑制，从而降低其对乳腺管的收缩作用，使乳汁淤积，排出受阻。因而孕期情绪不佳、精神受刺激被认为是影响泌乳的重要因素。产前焦虑抑郁不仅对母亲及婴儿的身心健康带来伤害，还会影响宝宝以后的成长和性格行为的形成。因此，产妇在整个孕期及哺乳期保持良好的情绪非常重要。

8. 疾病因素 产妇合并有严重的内科疾病，如高血压、糖尿病、肝肾功能减退等疾病，可导致产后乳汁分泌甚少或全无。母亲在妊娠期若患病如贫血、甲状腺肿瘤等，可使产后母乳哺养时限减少；因病造成食欲差、营养不良、精神紧张、休息不好导致泌乳量减少，如肠胃不适甚至感冒都可能使泌乳量锐减；因病用药，产妇担心药物（如抗生素）通过乳汁影响婴儿健康而停止哺乳；患急慢性肝炎、结核病等传染病，因担心传染给婴儿停止哺乳。产妇在妊娠期间垂体增生，但随着分娩后血中胎盘所分泌的激素浓度骤然降低，垂体迅速复旧，垂体前叶血流量减少，此时若发生产后出血，或出血后全身循环不良的情况，垂体前叶血流量更低，情况严重者将引起垂体功能减退，导致乳汁分泌减少。

9. 社会因素 因城市化和现代化的发展，社会型态和就业环境发生巨大改变，传统家庭妇女逐渐走向职业化，工作竞争激烈，压力加大，工作职位无法提供充足的产假，造成被迫提早母婴分离；若上班的环境不能提供有利于母亲哺乳行为的时间和场所，无法及时排空乳汁，造成乳汁淤积，泌乳量逐渐减少。因工作过度疲劳，休息不足也可使乳汁分泌减少。社会型态转型以小家庭为主，母亲所能获得的支持有限，尤其是双薪家庭，母乳喂养能否坚持与家庭成员的支持和社区公共卫生服务机构提供的相关针对性服务关系密切。

10. 先天及遗传因素 产妇若有家族遗传的缺乳史，也会导致其产后缺乳的发生率增高。母亲缺乳危险因素研究的单因素和多因素分析研究显示：家族中母亲缺乳者发生缺乳的危险度是其他家族的 2.94 倍，提示先天遗传因素和家族性缺乳因素在产后缺乳中的高发意义，具有这种因素的产妇，产后缺乳的比例相对升高。

二、产后缺乳的发病机制

现代医学认为，乳汁合成与泌乳是在神经内分泌系统作用下复杂的生理过程，多种内分泌激素都参与和影响这个过程。下丘脑、垂体、卵巢、胎盘、甲状腺、肾上腺及胰腺等多个器官参与调节过程，目前研究认为参与其中的激素为胎盘雌激素、孕激素、垂体催乳素、胎盘生乳素以及胰岛素、皮质醇、甲状腺激素等，其中影响力最多的激素为胎盘雌激素、孕激素以及垂体催乳素。在乳汁分泌的调节过程中，催乳素是其中最重要的激素，在泌乳的启动和维持中发挥关键作用，其他对乳汁的合成和分泌起重要调节作用的如黄体素、催乳素释放因子、肾上腺皮质激素、生长激素、甲状腺素和胰岛素等均需要通过催乳素协同发挥作用。分娩后血中的雌激素、孕激素浓度急剧下降，其对催乳素的抑制作用解除，催乳素与乳腺腺泡上皮受体结合，启动乳汁分泌。胎盘生乳素在 6 小时内消失，孕激素在几日后下降，雌激素则在产后 5～6 日下降至基线，故产后呈低雌激素、高催乳素水平。同时，胰岛素、皮质激素、甲状旁腺素及生长激素分泌增多，促进乳汁的合成和释放。当新生儿在生后半小时内吸吮乳头时，由乳头传来的感觉信号，经传入神经纤维抵达下丘脑，可能通过抑制下丘脑多巴胺及其他催乳素抑制因子（PIF），促使催乳素呈脉冲式释放，促进乳汁分泌。频繁吸吮乳头及乳汁排空是促使催乳素分泌的重要因素。因此，产后缺乳的发生机制，多数因为各种原因导致的垂体功能降低，各种激素分泌不足导致产后缺乳少乳。

第四节　临床康复治疗

对于产后病的治疗原则，祖国医学认为要"勿拘于产后，亦勿忘于产后"。产后缺乳要遵守扶正祛邪，补虚泻实的重要原则。产后由于气血亏虚，脾胃虚弱，肝肾交亏，因此扶正尤为重要。产后缺乳的实证，主要有以下几个方面的情况引起：感受外邪，阻滞经脉，或者情志刺激，肝郁气滞，或者饮食不节，痰湿壅阻，或气虚血瘀，或恶露不下，瘀血内阻。治疗产后缺乳应小心谨慎，以虚为主者以补为主，虚实兼半以攻补兼施，实邪为主应以泻实治标为先，要滋补不留邪，祛瘀勿伤正。我国传统医学认为，乳房的生长、发育、衰退，乳汁的分泌，与经络的循行与功能密不可分，因此乳汁的通行取决于乳络的通畅程度。传统中医认为与乳房密切相关的经络有四条：足阳明胃经贯乳中；足厥阴肝经上膈，布胁肋绕乳头而行；足少阴肾经上贯肝膈而与乳联；任脉循腹里，上关元至胸中；冲脉挟脐上行，至胸中而散。在此四条经络基础上，可选取治疗产后缺乳的经验穴位包括乳根（双）、膻中、期门（双）、屋翳（双）、足三里（双）、复溜（双），选取经验穴位进行按摩，打通相关经络，为临床穴位按摩治疗产后缺乳提供理论依据。

一、产后康复治疗仪

产后康复治疗仪是一种现代综合治疗仪器，通过感应磁场、热能辐射场、离子基于经络理论的穴位按摩治疗产后缺乳。通过临床观察，在产后常规护理的基础上应用康复治疗仪，产妇泌乳始动时间显著提前，同时段泌乳量显著提高，提示产妇康复治疗仪在改善产后缺乳的同时还能促进泌乳启动时间提前，临床效果显著。通过电极对乳腺细胞进行低频脉冲电流刺激来调节内环境，能将不断变化的蜗形磁场波透射到深层组织，产生比婴儿吸吮强 5～10 倍的刺激，从而促进垂体催乳素、催产素的分泌，使得乳汁分泌时间提前、泌乳量增加，同时还具有促进围绕乳腺腺泡的肌细胞收缩和疏通乳腺管的作用，增加静脉血液和淋巴液回流，改善充血及局部肿胀，从而预防产后乳汁淤积。作为新型的物理治疗手段，其操作简便，无创无痛，安全性高，近年来逐渐在临床产后康复领域开展，均获得了较好的治疗效果。临床应用显示，在产后常规护理的基础上加用低频脉冲电刺激可有效改善产后缺乳的症状，总体有效率达到 86.2%，疗效显著。临床研究显示，手法按摩加低频脉冲电刺激可显著改善产妇产后缺乳的症状，总体有效率提高。临床研究中，在对照组常规护理的基础上对产后缺乳的产妇加用中频脉冲电疗仪进行为期 14 天的观察，结果显示实验组患者的总体有效率达到 96.7%，纯母乳喂养率达到 87.9%，同时实验组产妇血清催乳素的含量较治疗前显著提高，与对照组患者的差异具有显著性。临床用中频脉冲电治疗仪对产后缺乳的产妇进行干预，每天治疗一次，持续 7 天，结果显示采用物理因子治疗的产妇总有效率为 97.7%，较服用通乳颗粒的对照组产妇有效率的 74.4% 差异显著。临床用康复治疗仪对产妇分娩后 8 小时后进行催乳治疗，结果显示产妇泌乳时间提前，泌乳量增多，且在产后 42 天回访时显示产妇的乳汁分泌更为通畅，且纯母乳喂养率更高，提示产后康复治疗仪不仅可以促进乳汁分泌，而且有效预防乳汁淤积的发生，临床效果良好。

二、激光疗法

氦氖激光是一种波长 632.8 nm 的红光，对组织具有较深的穿透性（达 10～15 mm），通过激光照射乳房，可扩张乳房周围血管，改善乳房周围的血液循环，加速营养物质的吸收及代谢，从而促进泌乳。临床研究中对产妇用氦氖激光照射双侧乳房，并联合超短波高频电疗机对乳房进行理疗，临床效果显著，缺乳的症状得到有效改善，同时乳腺炎的发生率也大大降低。临床报道通乳颗粒配合中频激光治疗仪治疗产后缺乳，治疗组临床痊愈率为 83.08%，单纯口服中药对照组为 61.54%，总有效率分别为 95.38% 和 85.14%，临床疗效治疗组优于对照组（$P<0.05$）。在中医证候积分方面，如面色、精神、饮食、舌苔、脉象等，治疗组较对照组明显降低（$P<0.05$）。提示通乳颗粒配合中频激光治疗仪治疗产后缺乳临床疗效显著，可明显改善临床症状，安全有效，且操作方便，费用低廉，有推广价值。

三、药物治疗

临床西医无"缺乳"这一疾病诊断，西医在治疗产后缺乳方面尚缺乏有效措施。

现代医学证实下丘脑及垂体分泌的多种激素均可影响泌乳，所以在临床上应用治疗产后缺乳的药物主要为调节内分泌药物，如催产素、维生素E、维生素B、甲氧氯普胺、人绒毛膜促性腺激素等。临床研究显示甲氧氯普胺对产后缺乳有一定的临床疗效，其本是止吐药，是多巴胺受体拮抗剂，具有较强的抗呕吐、促进胃肠蠕动及排空、增强食管下部括约肌张力的作用。其促进乳汁分泌的机制目前尚不明确，初步认为可能机制为拮抗"结节－漏斗"通路中的多巴胺受体，减少了下丘脑释放催乳素抑制因子，从而使血清催乳素水平升高，致使乳汁分泌增多。通过观察50例剖宫产后患者口服甲氧氯普胺配合维生素E后乳汁分泌量，得出结论：甲氧氯普胺可刺激催产素分泌促进泌乳；维生素E具有改善末梢血管血流作用，促使末梢乳腺血管扩张，血供增加，使乳汁分泌增加；两药配合使用对剖宫产术后产妇有促进泌乳及增加泌乳量的作用。

四、中医治疗

（一）中医对产后缺乳病因的认识

产妇在哺乳期内，乳汁量少或全无，称为"缺乳"，亦称为"产后乳汁不行""乳汁不足""乳无汁"，多发生在初产妇，以产后第2～3天至半个月最为常见。中医学认为产后缺乳的原因主要有以下几个方面：

1. 饮食损伤　中医早有记载饮食损伤可导致产后缺乳。中医学认为饮食不节，暴饮暴食，有碍脾胃正常运化的功能，导致食滞不化，湿热内蕴，胃失和降；另外，饮食不洁也可导致脾胃受损，饮食偏嗜，气血化生不足，均可导致产后缺乳的发生。

2. 情志损伤　七情过激皆可致病。中医学认为怒伤肝，思伤脾，而肝经与胃经是与乳房关系最为密切的经络，因此，若产妇出现焦虑、愤怒、抑郁等倾向而导致肝郁气滞、脾虚，就可能出现产后缺乳。

3. 劳倦损伤　劳则伤气，气少则血少，气血不足则乳汁生化无源，产妇产后若没有得到充足的休息，体力、脑力劳动过度，均会导致伤气耗血，从而乳汁分泌不足。

4. 继发性病因　中医学认为"百病皆由痰作祟"。外感六淫、内伤七情、饮食不节等均可导致脏腑功能失调，水液代谢异常，从而导致痰邪产生。痰邪一旦产生，迅速流窜全身，外达肌肤，内至筋骨，进而阻滞乳络或壅滞气血，引起气血凝滞、经络阻塞、脏腑失和，则乳腺不通产生乳癖、乳少等病。

（二）中医学对产后缺乳病机的认识

产后缺乳病名始于隋·巢元方《诸病源候论》"产后乳无汁候"，认为其病因系"既产则血水俱下，津液暴竭，经血不足"，认为产妇生产后全身津液耗竭，气血亏虚，导致产后无乳汁。传统中医认为，乳汁由气血化生，赖肝气疏泄调节，故产后缺乳多由气血不足、肝气郁结而致乳脉不通所致，亦有因痰湿壅阻，乳脉壅塞致乳汁不行者。宋《三因极一病证方论·卷十八》中将缺乳分为虚实两种情况，有气血盛而壅闭不行者，有血少气弱涩而不行者。虚当补之，盛当疏之。《妇人大全良方》提出应根据缺乳的具体病因论治："若累经产而无乳者，亡津液故也。盖妇人之乳，资于冲脉，与胃经通故也。"认为产妇的乳汁分泌与冲脉、阳明经最为相关。产后缺乳的辨证要点，主要应根据乳汁的清与稠，乳房有无胀痛，再结合其他症状与舌脉象辨其虚实。一般乳汁清稀，乳房柔软，面色少华者为虚；乳汁浓稠，乳房胀痛，胸闷不舒者为气滞。常见以下辨证分型：

1. 气血虚弱 传统中医认为，乳汁为气血所化。素体脾虚，脾失健运，气血生成减少，或产后失血，均可导致气血虚弱，从而乳汁生化乏源，则无乳可下。乳汁来源于脾胃化生的水谷精微，与气血同源，而妇人产后气血津液损耗过度，乳汁以血为本，以气为用，气血亏虚则乳汁不足。而血生化与脾胃的关系最为密切，妇女乳血同源，故调理脾胃在治疗产后缺乳中非常重要。《诸病源候论》中记载："妇人手太阳少阴之脉，下为月水，上为乳汁。妊娠之人，既产则水血俱下，津液暴竭，经血不足者，故无乳汁也。"《圣济总录·妇人血气门》中记述："妇人纯阴，以血为本，以气为用，在上为乳饮，在下为月事。"即妇女的乳汁是由冲任气血形成的，在下表现为月经，在上表现为乳汁。因此，如果出现产后乳汁分泌过少，则多由气血不足所致。气血虚弱型临床多表现为：产后乳汁不足，量少清稀，甚或全无，乳房柔软而无胀感；或乳汁自行漏出；伴面色少华，神疲气短，心悸怔忡，纳少便溏；或伴恶露量多或恶露不绝；舌质淡或淡胖，舌苔薄白，脉细弱。

2. 肝气郁滞 中医学认为乳汁来源于气血、脏腑、冲任。《傅青主女科》记载："治法宜大疏其肝木之气，而阳明之气血自通，而乳亦通也，不必专去通乳也。方名为通肝生乳汤。"产后容易出现各种心理问题。产妇情志抑郁，郁怒伤肝，肝失调达，气机不畅，经脉郁滞，乳汁不通，是导致产后缺乳的重要因素。加之产后失血过多，致气血亏乏，乳汁生化乏源，乳汁运行不畅而乳不得下。肝郁气滞型临床多表现为：产后乳汁不行，两乳胀痛或按之有块，郁郁寡欢；口苦咽干，胸胁胀满，嗳气食少；舌质暗红或舌尖边红，苔薄白或薄黄，脉弦细或弦数。

3. 痰湿壅阻 《景岳全书》记载："肥胖妇人痰气壅盛，乳滞不来。"气血的化生，与中焦脾胃受纳的水谷精微有关。食物在脾胃运化的共同作用下将水谷精微转化成气血津液，在产后一系列生理作用下转化为乳汁。脾胃功能正常则气血生化有源。如因孕产期多食滋腻之品进补过分，辛辣刺激，则损伤脾胃，痰湿内阻，气机升降失常，经脉失养，而导致乳络壅滞不通而使乳汁不行。痰浊壅阻型临床多表现为：产后乳汁稀少或点滴全无；形体肥胖，乳房肥大，按之柔软无胀感；胸闷呕恶，大便溏或黏滞不爽；舌质胖，苔白腻，脉弦滑。

4. 瘀血阻滞 产后瘀血阻滞胞宫，经脉淫滞，冲任失调，不能上下调畅，导致乳络壅滞不通，则乳不得下。瘀血阻滞型临床表现为：产后乳汁不行，乳房硬痛拒按或乳房柔软；少腹疼痛拒按，恶露不行或恶露不绝而量少，色紫暗而有块；面色青白，舌质暗紫，或舌边有瘀斑，脉沉紧或弦涩。

（三）产后缺乳的中医治疗

1. 耳穴压豆 传统医学认为："耳者，宗脉之所聚也。"通过刺激耳穴相关穴位，可以治疗多种疾病。现代临床多采用王不留行子进行耳穴压豆，其与耳针疗法的作用机制相同，主要是通过按压耳穴上的穴位进行局部刺激，从而调节经络，促进各个脏器功能的活动和人体内分泌系统。临床报道治疗组在常规治疗的基础上采用耳穴按摩：内分泌、乳腺（双）两穴。加减：肝郁气滞型加肝、神门，气血虚弱型加胃、脾两穴。对照组不行耳穴贴压，仅按需哺乳。结果显示：治疗组综合显效率为79.7%，对照组31.6%；治疗组在改善患者中医证候积分、提高泌乳量、减少补授乳量等方面均优于对照组（$P<0.05$）。临床报道治疗组在常规疗法基础上予耳穴贴压治疗，选取胸、胸椎、内分泌为主穴，并根据产妇的具体情况辨证增选耳穴，如肝气郁滞者加肝、神门，脾胃不和者加脾、胃。结果治疗组总有效率83.3%，对照组总有效率45%；治疗组血清催乳素含量升高，两组比较有统计学差异（$P<0.05$）。由此可见，产后耳穴贴压能使产妇泌乳始动时间及泌乳量均得到改善。

2. 中医食疗　中医讲究药食同源。中医食疗是指在中医理论指导下，以食物作为药物或者将食物配入药物来达到治愈疾病的目的，是祖国医学特色疗法之一。《中医食疗学》说"食疗即食物疗法，它是中国医药学的重要组成部分，以食物疗法为基础的药粥、药饮、药茶、药膳、药酒等，都是食物疗法的组成部分"。可见中医食疗分为食疗和中医药膳。饮食疗法是民间最常用的通乳疗法，各地域均有不同传统和记载。食补的重点在于妊娠病与产后病，与妊娠期及产褥期由于孕育与哺乳的消耗，容易产生气血虚弱有关。而食物疗法长于补养气血，扶助正气，又无明显不良反应，比较适用于妊娠期及产褥期妇女。相关的食物大多是血肉之品及米豆类，以补虚扶正为主要治疗目的。而中医药膳应遵照医嘱，通过辨证施治，在医生的指导下进行，切不可盲目进补。临床报道治疗产后缺乳采用莴苣子小米粥：用莴苣子50 g，小米100 g，加水2000 ml，大火煮至水沸，再用文火煮2 h，弃莴苣饮粥，每服500 ml，每日2次，服3日，总有效率95.2%；鲫鱼芝麻汤：鲜鲫鱼200～500 g，王不留行20 g，通草10 g。鲫鱼加水1000～1500 ml，投入纱布包好的王不留行和通草煮汤，最后加入炒微焦黑芝麻研面30 g，每日2次，治疗缺乳症58例，总有效率96.6%。《本草纲目》记载："通草，色白而气寒，味淡而体轻，故入阳明胃经，通气上达而下乳汁。"古今通乳诸方皆有之。王不留行性平味苦，归胃经，活血通经下乳，上能通乳汁，下能通经闭，无论虚实，均可用。催乳药膳2号：乌骨鸡1只（为500～750 g），当归20 g，炮山甲25 g，通草6 g，陈皮5 g，胡椒6 g，草果4枚，中药装纱布袋，水量以没过原料为宜，文火煮约1.5 h，去掉药袋，加少许盐调味，每日1～2次，连服3天为1个疗程。当归性味甘辛温，既养血以助乳汁化源，又活血使乳汁通畅，一药而擅其功。《本草纲目》记载："穿山甲，通经下乳，用为要药。"谚曰：穿山甲、王不留行，妇人食了乳长流。实验证实穿山甲具有促进实验性产后缺乳大鼠泌乳的作用。临床治疗产后缺乳50例，治愈48例，显效2例，总有效率100%。实验研究证明民间食疗方"米酒鸡"促进产后乳汁分泌的作用机制可能是"米酒鸡"通过刺激催乳素分泌，上调催乳素受体及β-酪蛋白，从而促进乳腺上皮细胞增殖，使乳汁合成分泌量增加。

利用饮食以防治疾病是中医疗法的一个重要组成部分，以食物疗法和药膳治疗产后缺乳，在传统中医具有丰富的基础理论和临床实践基础，但在标准化、规范化以及相关机制方面尚需加强研究。

3. 针刺疗法　产后缺乳主要病因病机为气血不足及肝郁气滞，气血不足者应补益气血，肝郁气滞者应疏肝解郁。经过临床实践及对古今文献检索，针刺产后缺乳主要取穴为少泽、膻中、乳根、肩井、血海、足三里等穴。

（1）少泽：属手太阳小肠经之井穴。乳汁的生成和诸多脏腑有关，乳汁主要来源于气血津液的化生，依赖脾胃运化。此外，小肠的分清泌浊功能尤为重要。通过小肠分清泌浊功能，脾胃得以正常运化，水谷精微输布全身，则气血津液生化充足，乳汁正常分泌。《针灸大成》记载："无乳，膻中、少泽，此二穴神效。"现代研究认为，少泽穴解剖部位有指掌侧固有动脉和静脉以及指背动脉形成的动静脉网络，同时又有分布尺神经的手背支，可治疗乳腺疾病，如乳腺炎，治疗产后乳汁不足可与肩井、膻中穴合用。

（2）膻中：属于任脉之穴，心包之募穴，八会穴之气会。是宗气聚会之处，且穴位近于胸部，可疏导经穴脉络，使经络通利，气血调和，治乳癖、乳汁不通效佳。乳汁分泌与经络脏腑相关，气机调畅是重要环节，而本穴调气作用强，故为治疗乳汁少的重要穴位。膻中穴属任脉，任脉为阴脉之海，针刺膻中穴又起到疏通经脉的作用，阴脉之海通，则乳汁自下。

（3）乳根：属足阳明胃经，具有燥化脾湿，疏导阳明之气而催乳之功效。穴名意指本穴为乳房发育充实的根本。故按摩此穴具有丰胸，缓解治疗乳痈、乳汁少、乳腺炎的作用。又因该穴位于胸大肌下部，深层有肋间内外肌，故根据其解剖位置可见乳根可作为调节乳肌的重要穴道，若单纯为胃气不足所致的乳房扁平细小，乳汁不足，取此穴治疗有奇效。

（4）肩井：属足少阳胆经，系手少阳、足少阳、足阳明与阳维脉之会。其所交会之经脉均行胸、乳，故用之可通调诸经之气，使少阳通则郁火散，阳明清则肿痛消，有行气活血、通络行乳之功效，为治疗乳腺炎、乳汁少之特效穴。

（5）血海：属足太阴脾经，为脾经所生之血的聚集之处。可见血海穴有化血为气，运化脾血之功能。《针灸甲乙经》曰："若血闭不通，逆气胀，血海主之。"《类经图翼》云："主带下，逆气，腹胀。"故取此穴健脾益气、补血养血、活血化瘀、引血归经之功，缓解产妇产后身体酸痛、乳汁不下之症。

（6）足三里：属于足阳明胃经之合穴，胃之下合穴。属足阳明胃经之腧穴。《素问·血气形志篇》曰："夫人之常数……阳明常多气多血……"足三里穴可调理脾胃，扶助人之正气，为人体重要的保健穴之一。因"女子乳头属肝，乳房属胃"，针刺足三里使脾胃之气更加旺盛，令气血充足，使乳汁生化有源。

针刺疗法可以调节下丘脑－垂体轴的功能，有效促进催乳素增多，此外针刺还可以减少雌激素和孕激素的分泌，降低其抑制催乳素的作用，从而促进乳汁分泌。临床研究采取针刺膻中穴、足三里穴、少泽穴治疗产后缺乳，观察到可以有效促进产妇乳汁的分泌，临床效果显著。研究中还观察到针刺膻中、少泽穴放血治疗产后缺乳具有良好的临床效果，常规消毒皮肤后，在选定穴位处轻轻刺入，针感明显时留针，每日1次，5天为1个疗程，连续2个疗程，效果显著。临床研究将针刺治疗主穴选取期门、乳根、足三里、三阴交、太冲、内关、百会，严格按子午流注纳子法在未时选取手太阳小肠经少泽穴作为开穴（也是主穴），5天后患者的泌乳量显著增加，临床显效率100%。采用快速针刺，不留针的方法针刺膻中、乳泉、乳根、少泽、气海等穴，配合穴位按摩6天，催乳效果显著，产妇泌乳时间提前，泌乳量增多。

4. 穴位按摩

（1）穴位按摩促进产后泌乳的机制：穴位按摩通过刺激局部穴位，调节人体的垂体分泌和神经内分泌系统。通过穴位按摩刺激调节神经内分泌，刺激下丘脑－垂体－卵巢轴，促进糖皮质激素升高，从而促进雌激素水平下降，促进乳汁分泌。穴位按摩对垂体分泌功能及生殖内分泌功能的影响主要是通过激活脑内多巴胺系统，激活和平衡下丘脑－垂体－卵巢的自身调节功能，在下丘脑中分布的小神经型内分泌细胞可合成促性腺激素释放激素（GnRH），将 GnRH 直接分泌、释放入垂体门脉系统，经血液运输到达腺垂体，作用于腺垂体的内分泌细胞，使其分泌促性腺激素，包括卵泡刺激素（FSH）和黄体生成素（LH）。促性腺激素又经血液循环到达性腺（卵巢），调节卵巢分泌性激素（雌激素和孕激素）。通过穴位按摩，传递了神经内分泌的冲动，通过下丘脑－垂体－性腺轴的调节，促进催乳素的分泌，乳腺细胞膜有垂体催乳素受体，细胞质中有雌、孕激素受体，前者刺激乳腺腺管发育，后者刺激乳腺腺泡发育。采用推拿手法刺激乳房，可加速乳腺组织、乳腺小叶、输乳管的血流，同时按摩乳房模拟新生儿的吸吮刺激，激活乳腺交感神经纤维，经第4～6肋间神经传递，由脊髓上行达下丘脑，兴奋垂体前叶催乳素细胞产生催乳素，作用于乳腺细胞，促使乳汁分泌和合成。丘脑与腺垂体和神经垂体有密切的联系，下丘脑、垂体分泌的多种激素均可影响泌乳。催乳素是促进泌乳的主要激素，是由垂体前叶催乳素细胞分泌的一种多肽蛋白激素，直接作用于乳腺泌乳细胞膜上的受体，激活膜上结合酶及腺苷环化酶的活性而起泌乳作用。下丘脑的部分神经元既有神经细胞功能，又有合成和分泌激素的功能。这些细胞接受中枢神经系统其他部位传来的神经信息，发挥换能神经元的作用，也就是把神经信息转换为激素信息，从而兴奋垂体，刺激垂体前叶催乳素细胞，致使催乳素呈脉冲式释放，促进乳汁分泌。而卵巢分泌的性激素可逆向影响下丘脑和腺垂体产生和释放其内分泌激素。故推拿手法作用于乳腺局部及穴位可间接降低雌激素的含量，从而进一步减低其对乳汁分泌的抑制作用。

中医认为乳房的生长、发育以及乳汁的分泌与经络循行关系密切，若经络脏腑功能失调，则乳汁不通。传统中医认为，与乳房关系密切的经络包括足阳明胃经、足少阴肾经、足厥阴肝经和冲任脉。因此，在此理论基础上，治疗产后缺乳疾病时选取这4条经络上的6个穴位，分别为膻中、乳根、期门、屋翳、复溜和足三里。正所谓"经络所过，主治所及"，膻中穴属任脉，为治疗产后缺乳的经验穴位，任脉可以调节阴经气血，为"阴脉之海"，按摩此穴位可以达到调和气血的作用；乳根、屋翳、足三里属足阳明胃经，局部按摩可以疏导经气，调理脾胃，补血益气，气血足则乳生，针对气血亏虚型产妇治疗效果佳；期门属肝经，肝主疏泄，情志条达，对乳脉的舒畅、乳汁的泌出有调节作用，揉按期门穴，可以疏肝理气、宽胸利气，经络通畅则乳汁顺达；复溜穴属肾经，史书记载，女子津液上为乳汁，下为月水，肾经调节人体精气，按摩期门穴可以达到温阳利水、补中益气的效果。运用合适的推拿按摩手法，既能促进气血的合成运化，又可加强气血的固摄、气化、营养、滋润等作用，治疗产后缺乳效果确切。

（2）临床疗效：通过按揉乳房经验效穴，可以促进血气下行，改善乳房血液循环，通络下乳。此外，手法按摩作用于乳房，可通过刺激乳房周围组织使温度升高，血管扩张，血液循环加速，局部营养得到加速吸收，乳腺导管得到充分疏通并通过乳头－垂体分泌轴作用，反射性地促进泌乳。少泽穴为发乳的经验效穴。有报道单独按揉少泽穴观察对于促进产后乳汁分泌的效果，通过7天的疗程观察到揉按少泽穴可以有效促进产后乳汁的分泌。临床在常规护理基础上行产后调气固本推拿法，通过按揉、拿捏背部足太阳膀胱经，同时按揉少泽、足三里、膻中、乳根穴。与对照组乳房充盈度比较，治疗组和对照组显效率分别为76.7%和40.0%，泌乳量显效率分别为76.7%和36.7%，治疗组优于对照组，临床效果显著。根据患者的临床证型辨证取穴，对产后缺乳的产妇予以按揉膻中、乳根、神封、天池等穴，观察患者在治疗后48小时、72小时及7天的泌乳量与乳腺管通畅情况，研究结果显示穴位按摩组在治疗72小时后泌乳量显著提升，且乳腺管更为通畅，乳腺炎发生率低。采用中医推拿手法对产后缺乳的产妇进行全身按摩，采用揉法在乳房周围以大鱼际或掌根、全掌、手指着力，对乳房周围组织进行轻柔和缓的上下、左右的环状按揉，结果显示采用推拿按摩的患者总体有效率高达90%，临床效果显著。报道40例产后缺乳的产妇在常规治疗的基础上，加以穴位按摩，在产后2小时即开始乳腺按摩，并取膻中、少泽、合谷、肩井这4个穴位进行针对性按揉，5天后检查血清催乳素，显示实验组的血清催乳素显著高于对照组，有效促进了产后乳汁的分泌。

（3）穴位按摩对泌乳量的影响：产妇泌乳量的多少直接影响到乳汁是否能够满足婴儿的需求，是产后缺乳的评分中最为重要的指标。临床研究显示：按摩治疗组随着治疗时间增加，产妇泌乳量逐渐增多。产后早期进行乳房穴位按摩可促进乳汁分泌。乳汁分泌不足多因脾胃虚弱，产时失血耗气，导致气血津液生化不足，乳汁生成无源，或肝失条达、气机不畅、经脉滞涩，阻碍乳汁运行等所致。通过乳房穴位按摩减轻乳房胀痛，促进泌乳，使新生儿尽早得到足够的母乳喂养。治疗组全母乳喂养率明显高于对照组，有统计学差异（$P < 0.05$）。根据穴位按摩的机制，通过按摩与乳汁分泌关系密切的穴位，刺激相应的经络，以达到调理脾胃、疏肝理气的功效，同时，按摩通过皮肤接触产生热能，促进乳房周围的血液循环，加速营养物质的吸收，促进乳

汁的分泌。

（4）穴位按摩对乳房充盈度的影响：自怀孕 8 周起，在雌激素、孕激素的作用下，乳房逐渐增大，或伴有乳房轻度胀痛。产后若体内的催乳素不足，则影响乳汁的生成，腺泡空虚，导致乳房充盈度不足，因此乳房的充盈程度也是衡量产后缺乳的一项重要指标。根据临床研究结果，按摩能使体内催乳素水平逐渐升高，通过神经传导刺激乳汁分泌，产妇乳房逐渐充盈，开启正常的泌乳机制。治疗 5 天后，治疗组乳房充盈几乎可以达到乳汁自溢的程度，表明穴位按摩可以有效刺激乳腺，疏通经络，加快乳汁分泌。

（5）穴位按摩对乳汁黏稠度的影响：产妇乳汁的黏稠度可以反映母乳的质量，倘若母乳质量清稀，则所含热量和蛋白质低下，无法满足婴儿的喂食需求。临床研究显示：穴位按摩在增加乳汁的黏稠度方面与对照组相差不大，表明乳汁黏稠程度可能与外治方法关联不大，主要与产妇的内在营养有关。应该保证产后营养充足，适当补充能量、蛋白质、维生素饮食，并通过乳汁传递给婴儿，从而保证婴儿的营养摄取。

（6）穴位按摩对乳汁淤积的影响：乳汁淤积是初产妇的常见并发症。主要原因多为未及时排空乳汁，致乳汁浓稠，阻塞乳管。乳腺早期按摩对乳房相关经络进行疏通，排空乳汁，有利于乳管通畅，减少乳汁淤积。临床报道按摩膻中、屋翳、云门、中府、乳根、天池穴以观察产妇乳汁淤积程度的缓解情况，结果显示，配合物理康复治疗，产后乳汁淤积缓解率为 100%，效果显著。通过手法按摩的方法刺激局部穴位，可以调节人体组织器官的生理和免疫功能，疏经通络、通达气血、平衡阴阳，同时通过乳房按摩可增加乳房局部血流供应，促进新陈代谢的加速，还可以确保乳房乳腺管畅通，有利于乳汁顺利排出。对乳房进行按摩和对凹陷乳头进行牵拉，弥补吸吮困难，可对脑垂体前叶产生刺激，从而释放催乳素和催产素，可对乳汁分泌进行有效调节。乳腺按摩以及促进泌乳相应穴位的点压，可调节气血，发挥活络、行气之功，并有利于消除产妇产后疲劳感，祛邪扶正、调理脏腑。在整个乳腺按摩过程中，需注重对产妇不良心理的疏导，避免其紧张、抑郁情绪影响泌乳，在放松状态下达到更佳的效果。

第十二章　产后哺乳期急性乳腺炎

急性乳腺炎是乳腺的急性炎症性疾病，多发于哺乳期女性，尤其是初产妇，中医学名称为"乳痈"。根据国家中医药管理局 2012 年制定的《中医病证诊断疗效标准》中对于乳痈的诊断标准：①患者为哺乳期妇女，尤以未满月的初产妇为主；②初起乳房内有疼痛性肿块，伴有排乳不畅、皮肤及乳头改变；③血白细胞计数增加，中性粒细胞增加；④多伴有全身症状如恶寒、发热、头痛及周身不适等；⑤腋下可伴有淋巴结肿大疼痛。乳痈的证候分型为：①气滞热雍型；②热毒炽盛型；③正虚毒恋型。现代中医认为乳痈的主要病因是乳络不通，正虚邪侵。有将乳痈的病因归纳为正气虚损、乳汁淤积、饮食不节、胎气上冲、情志内伤、外邪侵袭等，另外，乳头皲裂、破损、内陷、过小，手法排乳用力不当等均可诱发或加重本病。

第一节　诊 断 分 型

为临床指导产后哺乳期急性乳腺炎康复按摩治疗方案的选择，将急性乳腺炎分为炎症浸润期和脓肿期，根据症状体征具体分型如下。

一、炎症浸润期

乳房胀满重度疼痛，可伴有发热（≤38 ℃）。检查乳房表面皮肤正常，伴有乳腺肿块，境界尚清，不可移动，质地偏硬，压痛明显，无明显波动感，与之相对应的乳管无乳汁排出，无或伴有腋窝淋巴结肿大、压痛。白细胞计数升高。B 超探查：肿块部位腺体增厚肿大，病灶边缘不清，内部结构和导管纹理紊乱，周边有声晕；肿块上检查明显压痛；肿块界线不清楚，边缘局部增厚，回声增强，不均匀，周边区模糊，回声呈雾样。CDFI：早期病灶周围彩色血流不丰富，阻力指数（RI）0.7 左右，病情进展，彩色血流丰富，RI 0.57～0.68。周围血管增生，血流增强。

二、脓肿期

乳房胀满，重度疼痛，伴发以下表现：发热＞38 ℃；可出现乳房表面红肿，皮温明显升高；肿块压痛明显，周围硬中间软，触之有波动感；乳汁黄绿色，有异味，培养有细菌；伴有腋窝淋巴结肿大、压痛。白细胞计数、C 反应蛋白明显升高。B 超检查：肿块上检查明显压痛；周边无包膜，边缘不整，形成厚薄不一的"壁"，呈多层高低相间的回声；肿块内部呈不均质低回声区，组织结构紊乱，可见不均质光点或絮状回声，可见单个或多个大小不等的液性无回声区，后方略增强。CDFI 显示，肿块边缘血管丰富，形成血管包绕，并进入内部，呈点状散在血液信号，RI 0.433。

第二节　急性乳腺炎的按摩推拿治疗

一、经穴手法按摩

临床报道应用揉法、散法等按摩手法治疗乳痈。患者坐位或仰卧位，先在患者乳房病变周围轻揉 5 分钟，再用双手四指将乳房托起，两拇指在乳房肿块上交替推抹若干次，由肿块上方开始推到乳头，接着用左手托起乳房，右手拇指和食指拿捏肿块，由上向下拿捏到乳头。根据患者忍受疼痛的程度，逐步增强拿捏的力度，如此数遍按摩，以疏通乳络为主，同时可辅以点按乳根、膻中、期门、内关、太冲、足三里等穴。试验结果显示比较口服头孢拉定的对照组总有效率明显提高。采用揉法、散法以疏通乳络，促使乳管重新开放，淤积乳汁得以外排，并在肿块局部进行重点推抹，使肿块消散，配合穴位按揉，可以达到疏通乳管、消肿散结、活血化瘀的功效。

临床报道采用点穴与推拿相结合治疗乳痈。患者先取仰卧位，点按穴位包括膻中、乳中、乳根、肩井、期门、足三里、三阴交、梁丘、临泣、内关、少泽等穴位。然后取侧卧位，点按的穴位包括膺窗、天溪、神封、步廊、食窦等穴位，接着点按乳房上硬结的乳管。点穴时使患者有酸、麻、胀、痛的感觉为宜。推拿时先将乳头向上提顿 4 次，再应用揉、梳等手法，由乳头向乳根方向揉推，再从乳根到乳头方向揉捏，两手拇指在肿块处上下交替摩推，待肿块较前松软后，缓慢均匀地用力使乳汁喷射尽出。结果表明 105 例患者中治愈 92 例，有效 12 例，无效 1 例，总有效率为 99.05%。

有报道除选取膻中、乳根、膺窗、少泽等常用穴位外，还点按合谷、曲池、天池、关元等穴，每个穴位均点按 1 分钟，然后在乳房外侧的边缘处，自下而上，用拇指向乳头方向推挤，用手指提拉乳头及乳晕周围，使乳管扩张，乳汁排泄通畅，经过乳房肿块处时，以拇指及掌指的合力向乳头方向推动，以形成向乳头的挤压式按摩，同时用手指指腹施以揉、推、挤、抓等多种手法，重复多次，最后手指夹住患侧乳晕周围及乳头部分，不断进行轻提，使积滞的乳汁不断排出，直至积乳排尽，乳房肿块消失。

临床报道用推揉通络法治疗早期急性乳腺炎，手法有三步骤。①点按刺激穴位以行气：患者取仰卧位，分别按压刺激乳中、乳根、膻中、期门穴，按压力度适中，微微酸胀为度，每处穴位按压约 10 次。②由浅至深逐层按摩推揉以通经：首先使用提捏手法反复刺激乳晕，引起排乳反射。乳房上涂润滑剂，力度由浅层腺体逐渐渗透过渡到深层腺体，双手大鱼际由乳根部向乳头方向环状按揉推进数次，促进肿胀乳房内乳汁排出，使双乳尽量松软。③"包围式"舒缓通络以排乳：用双手拇指及食指轮换由乳根部向乳头方向推按数次，由轻至重。乳腺积乳排出，腺体均匀松软即可。反复进行 3～5 次。触及乳腺肿块部分，注意乳头有无皲裂、小栓子、炎症病灶。重点是：先健侧后患侧；按摩力度由小渐大；推揉通络均匀柔软即达标。推揉通络法治疗每日 1 次，每次 20～30 分钟，3 日为一个疗程。在治疗早期急性乳腺炎时，先暂不使用抗生素，以免停止哺乳后加重病情。哺乳期妇女发生原因不明的发热，应首先考虑急性乳腺炎并及时治疗，待乳汁通畅后患者体温往往能够恢复正常。中医传统疗法简单易行，且避开了一般使用抗生素治疗炎症疾病的思路，更加安全有效。推揉通络法在治疗过程中能有效地缓解发热、红肿、疼痛等症状，对异常的血白细胞计数有明显的治疗作用，在控制炎症方面有着明显的作用。

临床报道使用蹬腋牵肢、揉压经穴法治疗乳痈。第一步，使用摩揉乳周散结法，患者取仰卧位，医者先摩揉乳房病变部位周围，按压乳根、期门、天溪、屋翳、食窦、膺窗等穴位数分钟，用指腹向乳头方向梳刮乳络数十次，再捏拿胸大肌数次，然后用拇指点按足三里、梁丘等穴位各30秒，自上而下揉捏上肢内侧3～5遍，接着虚掌拍打锁骨下缘处和上臂前外侧数次，用拇指按揉内关、尺泽、少泽等穴位。第二步，使用蹬腋牵肢通络法，医者用足大趾顶按患者的极泉穴，双手分别握住患者的双手，手足同时用力蹬拉数次，若患者体质虚弱则不用此法。第三步，使用揉压经穴通乳法，患者取坐位，医者用拇指揉拨其患侧膀胱经内侧线，按揉肝俞、脾俞、胃俞、天宗等穴位，并捏拿肩井穴数次。治疗组16例患者，采用以上推拿手法每日1次，每次用时30分钟左右，治疗次数少者2次，多者5次，结果显示，治疗组16例均痊愈，治愈率为100%。

二、乳痈的乳腺按摩

除了经穴按摩，在治疗乳痈的时候，局部的按摩也能起到显著的疗效。在多年的临床探索过程中，创建了许多具有创新思维的局部按摩方法，在治疗乳痈方面毫不逊色于传统按摩手法，有些形成了较为系统的理论。有报道在2186例乳痈患者的治疗中应用自创的按摩方法——六步奶结疏通法，该手法结合中医的经络学说、西医解剖学中乳腺导管的分布规律和推拿力学原理，由外及内，让力量直接作用于病变中心，起到扩张乳管、消除乳栓、疏通经络、排除积乳等作用。六步手法如下：第一步，治疗前的准备工作；第二步，疏通乳头出口；第三步，提捏乳头乳晕；第四步，推按乳晕周围；第五步，挤出淤积乳汁；第六步，检查残余积乳。每次治疗时间为6～10分钟，平均时间为8分钟。该手法简便、廉价，医者通过手触觉和眼视能够直接知晓病灶状态，且起效迅速，若配合内服汤药效果更佳。临床结果显示：使用该方法治疗1次后痊愈的患者有2105例，2次治疗后痊愈的患者有55例，有效26例，总有效率达100%。运用六步奶结疏通法治疗早期乳痈方法简单，疗效确切，并且能通过疏通乳管达到预防急性乳腺炎脓肿发生的目的。

三、热敷辅助按摩

热敷或许对乳房按摩的疗效有积极作用，若按摩前先热敷，再用五指由乳房四周轻轻向乳头方向按摩，同时轻轻提动乳头数次，扩张乳头乳管的效果更好。按摩前热敷一般传统的方法先用40～50 ℃清洁毛巾热敷乳房5分钟，因热敷可以促进血管和乳腺管扩张，减轻疼痛。但其消毒程序较为烦琐，不易标准化，温度难以控制和维持，且容易弄湿产妇衣服引起不适。新规程选择使用热敷垫替代。热敷垫先予以加热（煮或烫），热敷垫初始表面温度控制在45℃（43～47℃）。乳房上方覆盖消毒纱布，避免污染和烫伤。从技术角度出发，乳房专用电加热温控热敷垫是临床乳房热敷的最佳方法。通过热敷方法的标准化，使热敷的温度、方法、流程和质量可控，确保疗效。

报道采用乳腺按摩与热敷相结合治疗乳痈。患者取平卧位，充分暴露患侧胸部，注意肌肉放松及保暖。操作者首先轻拉乳头，使乳头有一个刺激的作用，增进排乳反射，有利于乳管的疏通；然后挤压乳晕，挤压时要包括向中间挤压的力和向下压的力两个方面的力量，保证乳晕的各个方向均能排出乳汁，按摩时用力要均匀，或由轻到重逐渐加大力度，先在患侧健康乳腺组织按摩排出乳汁，采用摩法和推法，手法尽量轻柔，从乳房的根部呈放射状排起，至乳汁排空；最后重点排空有肿块位置的乳汁，同样是用推法配合摩法来治疗，配合按压乳根、乳中、天宗、膻中及肩井穴。排除疑似已有化脓者，按摩治疗后3小时配合热敷治疗，每日3～5次，每次1小时，连续热敷3～5天，促进炎症的吸收。为保持乳管通畅，在按摩后2～3天排空患侧乳房乳汁。治疗组191例患者中，4例因就诊时已形成脓肿，经按摩治疗至脓肿局限后手术切开治愈；其余患者经按摩加热敷治疗即治愈。其中，同时配合服用中药者10例，经手法按摩治疗后配合应用抗生素者12例，其他患者未应用药物治疗。

四、仪器辅助按摩

物理康复医学的发展使得在推拿按摩的过程中加入仪器使用成为可能，不同的仪器设备在乳痈的治疗中可以起到不同的作用，家中常见的吸奶器、乳头矫治器则是患者代替手法按摩的常见用具。在按摩的过程中加入吸奶器治疗可以起到事半功倍的效果。例如先热敷，然后从一侧乳房远端螺旋式按摩至乳头，排出乳汁，并使用吸乳器帮助吸出乳汁，至通为止。而使用乳头矫治器时，抽吸的压力要根据患者耐受能力调节，避免吸破皮肤或造成局部组织坏死，可采用手法按摩帮助扩张乳头根部的乳管。

五、乳痈刮痧疗法

临床报道用经络全息刮痧疗法治疗乳痈早期，并配合清热解毒散结的中药，以疏经理气法和泻法由乳房边缘向乳头用力均匀刮拭，尤其对有肿块部位稍加大力度，至局部出痧，再取患侧期门、膻中、阿是穴、屋翳、不容等穴位点按，至患者排出积乳为好。对乳腺进行刮痧治疗能疏经行气、活血通络，不仅能调整各腺体的功能，通过反射作用调节身体的生殖内分泌，而且能将经络阻滞的淤血排出体表，并能帮助排出积乳，通过对乳腺对应部位的刺激达到散结通络、活血化瘀、清热解毒的功效，有利于乳汁的正常分泌。

临床报道采用疏经理气法和泻法治疗乳痈，手持鱼形小硬板与皮肤成45°斜角，由乳房边缘向乳头用力均匀刮拭，以患者耐受程度或皮肤微发红发热为度，尤其对有肿块部位稍加大力度，随后用手指夹持患侧乳晕及乳头部，通过轻拉疏提使乳汁排出，再用小硬板鱼尾突起处按揉患侧期门、膻中、膺窗、乳根、屋翳穴位，各按压10次。

可以重复使用刮、提、点等手法直至乳房肿块基本消失。3日后若仍不通，再次进行治疗。总体疗效显著。

乳腺按摩是产后哺乳期各种泌乳并发症的重要治疗手段。要获得理想的疗效，必须对常见疾病的病因、诊断、鉴别诊断、分型、评估和各种康复治疗方法有全面了解，在正确诊断的基础上选择合理的治疗路径。在治疗过程中，应根据病情发展和转归协同应用其他治疗方法，提高治愈率。以上系统阐述了产后常见泌乳问题并发症的病因、发病机制、诊断、分型和康复治疗方法，旨在拓宽产后康复专业工作者的视野，启发思路，理清诊疗思路，借鉴各种治疗方法中合理的内核，博采众长，集思广益，在临床实践中不断开拓创新，提高产后康复乳腺按摩诊疗水平。

第十三章　乳腺按摩临床评估和疗效判定

第一节　乳 房 评 估

检查室光线明亮，病人端坐或平卧，双侧乳房充分暴露。

一、视诊

观察双侧乳房形状、大小是否对称；皮肤局部红肿或破损；乳头对称，在同一水平线；乳头过大或过小，乳头凹陷；有无多乳头；乳头皲裂；乳房是否过度下垂。

乳房大小不对称可分为先天和后天因素，通过病史可作出正确鉴别。乳房局部不对称多伴有肿块，根据病史、体征和辅助检查亦不难作出判断。皮肤局部红肿或破损要分析原因，根据局部情况和病情缓急安排治疗方案。乳头过大或过小均可造成吸吮困难，要应用手法或吸奶器排出乳汁哺养。乳头凹陷程度分型：Ⅰ型轻度，乳头部分凹陷，能被挤出，乳头基本正常，能保持突出状态，乳头颈存在；Ⅱ型中度，乳头完全凹陷于乳晕之中，可用手挤出，挤出后乳头较正常小，难以维持突出状态，多半没有乳头颈；Ⅲ型重度，乳头完全埋在乳晕下方，无法挤出。乳头轻中度凹陷可通过手法牵拉挤压和乳头内陷矫正器纠正，并通过挤压辅助含接。重度可试用乳头内陷矫正器，并吸出乳汁。多乳头按摩治疗时要注意避免操作损伤。乳头皲裂要及时治疗处理，防止逆行性感染。乳房过度下垂哺乳后要给予托起，避免乳腺管发生折叠引发乳汁淤积。

二、扪诊

哺乳乳房肥大者可取平卧位，循序对外上、腋尾部、外下、内上、内下全面检查。如有肿块，要注意检查肿块大小、形状、数目、质地、表面、边界、活动度、压痛、波动感、与周围组织关系。检查腋窝淋巴结有无肿大。轻挤乳头乳晕观察排乳是否通畅。注意乳房过度下垂对排乳的影响。

产后生理性乳胀检查评估要注意手法轻柔，避免继发性损伤。

乳汁淤积性肿块压痛不明显，边界较清晰，水分吸收浓缩呈乳酪状积乳囊肿时按压可出现形变，而急性乳腺炎早期浸润肿块压痛明显，周围有浸润粘连，同侧腋窝淋巴结肿大压痛，而肿块波动感是乳腺脓肿的特征性体征。

要注意腋尾部副乳腺的情况，由于副乳多有组织发育不良，乳导管距离较长，临床发生局部淤乳情况十分常见。必要时临床要给予定期手法排乳。

三、辅助检查

B 超属无损伤性检查，临床可反复应用，结合彩色多普勒检查观察肿块及周边血供情况，提高诊断的敏感性和准确率。近红外扫描应用红外线透照可显示乳腺肿块和周围血管情况。

B 超在产后生理性乳胀与乳汁淤积，以及乳汁淤积与急性乳腺炎早期浸润的鉴别诊断中极为重要，是正确诊断的主要依据。在以上两种病症的治疗过程中，应采用 B 超及时跟踪检测病情变化和转归，是及时调整治疗方案和转诊的主要依据。乳腺肿块内血流增加，周围血管增生血流加速是发生急性乳腺炎早期浸润的趋势，可考虑全身加用抗生素。急性乳腺炎早期浸润治疗过程中肿块内血流消失，出现密度降低或液性暗区，伴有肿块增大，是发生脓肿的迹象，要及时转乳腺外科会诊治疗。白细胞检查动态结果对诊断和治疗选择有重要意义。乳汁培养对感染细菌谱确定和抗生素选择有重要指导意义。

对钼靶 X 线、CT、MRI 检查，哺乳期病人顾虑 X 线和强磁场多不愿接受，如有必要，如需要排除乳腺癌可能时，应做好沟通解释和知情同意。

第二节　评　估　指　标

1. 乳房胀痛程度分级　采用疼痛数字分级法（NRS）或疼痛视觉模拟评分法（VAS），由患者在 10 分制的标尺上根据疼痛自评（图 13-1）。

无痛：0 分；

轻度疼痛：1～3 分；

中度疼痛：4～6 分；

重度疼痛：7～10 分。

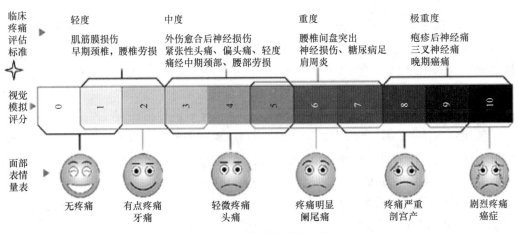

图 13-1　乳房疼痛的评分图

2. 乳房肿胀的硬度分度

Ⅰ度：触之如嘴唇，为正常或轻度肿胀；

Ⅱ度：触之如鼻尖，为中度肿胀；

Ⅲ度：触之如额头，为重度肿胀。

3. 乳腺硬结数量分级

Ⅰ级：肿块数量 1～2 个；

Ⅱ级：肿块数量 3～4 个；

Ⅲ级：肿块数量 5 个及以上。

第三节　临床疗效判定

一、疼痛

治愈（3 分）：疼痛乳胀消失，乳腺质地正常；

显效（2 分）：疼痛等级降 2 个级别及以上，乳胀、硬度明显缓解和降低；

有效（1 分）：疼痛等级降低 1 个级别，乳胀有缓解，硬度有降低；

无效（0 分）：疼痛、乳胀无改变，或症状、乳汁排出不畅，或体征恶化。

二、乳量评定

1. 母婴综合评定标准　根据每日哺乳次数、新生儿每日排尿次数以及哺乳后新生儿睡眠情况来评价产后 48 小时内产妇泌乳量，测定标准：

乳汁充足：哺乳≥6 次 / 天，新生儿排尿≥6 次 / 天，哺乳后入睡≥3 小时。

乳汁不足：哺乳＜6 次 / 天，新生儿排尿＜6 次 / 天，哺乳后入睡＜3 小时。

2. 乳汁分泌量评定标准　产妇产后 30 分钟和产后 24 小时的乳汁分泌量采用 30 秒人工挤奶法进行评估，评估标准：

无奶为（－）；

手指挤压时奶汁能缓慢少量流出，30 秒内约有 0.5 ml 或 1 ml 为（＋）；

手指挤压时乳汁能持续向外流出，30 秒内有 2 ml 左右为（＋＋）；

手指挤压时乳汁能较多或喷射状向外流出，30 秒内有 2 ml 以上为（＋＋＋）。

3. 乳房体积变化评定标准　采用比较产妇哺乳前后乳房体积变化的方法计算产后 48 小时内的泌乳量，计算方法：泌乳量（ml）＝ρ（V_1-V_2）,ρ＝体积质量（乳汁的体积质量按水的体积质量计算 ρ＝1 ml/cm^3），V_1＝哺乳前乳房的体积，V_2＝哺乳后乳房的体积；根据圆锥体积公式计算乳房体积，乳房体积（V）＝13$\pi r^2 h$/3，π＝3.14，r＝乳房底面半径，h＝乳房的底面中心到乳头的距离。

4. 称重法评定标准　采用称重法与机械挤奶相结合的方法计算产妇产后的乳汁分泌量，具体方法：在固定喂奶 8 次，每次吸吮 30 分钟的前提下，用电子磅秤（感应量 25 kg×1 g）分别称量婴儿吸奶前后的体重，其差值即为婴儿乳汁摄入量，从乳房中机械挤出剩余奶量放入量乳器皿（单位 ml）进行称量，婴儿乳汁摄入量与剩余奶量之和即为每次泌乳量。

三、乳汁排出

排乳正常通畅（3 分）：挤压乳窦，相应乳管内有乳汁喷出。

排乳基本通畅（2 分）：挤压乳窦，相应乳管内有乳汁流出。

排乳不通畅（0 分）：挤压乳窦，乳汁排出呈点滴状。

四、乳腺硬结

治愈（3 分）：硬结基本消散；

显效（2 分）：硬结变软并消散 2 个以上，或肿块消散数≥60%。

有效（1 分）：硬结变软并消散 1 个以上，或肿块消散数≥30%。

无效（0 分）：硬结无明显改变或恶化。

五、全身情况

治愈（3 分）：体温正常，睡眠觉醒良好，正常哺乳，全身情况良好。

显效（2 分）：体温正常，产妇安静，可休息，可正常哺乳。

有效（1 分）：体温下降，产妇尚可平静，治疗辅助下哺乳。

无效（0 分）：体温升高，症状加重，产妇辗转不安，不能入睡，不能正常哺乳。

六、总体疗效

治愈：疼痛、乳汁排出、乳腺硬结均为 1。

有效：疼痛、乳汁排出、乳腺硬结一项为 2。

无效：疼痛、乳汁排出、乳腺硬结二项为 3。

参照《中药新药临床研究指导原则》中的临床疗效判定标准制定：

治愈：疼痛症状消失，肿块完全消散，排乳正常。

显效：疼痛症状、体征积分减少≥60%，<90%。肿块消散≥60%，排乳基本通畅。

有效：疼痛症状、体征积分减少≥30%，<60%，肿块消散≥30%，排乳部分通畅。

无效：疼痛症状、体征积分减少<30%，炎症加重或出现脓肿。

注：计算公式（尼莫地平法）为：疗效积分＝［（治疗前积分－治疗后积分）÷治疗前积分］×100%

第四节　量　　表

（一）乳腺肿胀的评分量表

见表 13-1。

表 13-1　乳腺肿胀的评分量表

分级	体征	分级	体征
0级	乳腺松软，检查时触之如脸颊的感觉	3级	乳腺中度肿胀，检查时有散在硬结
1级	乳腺充盈，检查时触之如鼻尖的感觉	4级	乳腺重度肿胀，检查时有大面积的硬结
2级	乳腺轻度肿胀，检查时触之如额头		

（二）乳腺疏通治疗前后评估内容

见表 13-2。

表 13-2　乳腺疏通治疗前后评估内容

日期	姓名	年龄	产后天数	疏通单/双	治疗前								其他
					红肿		硬结		疼痛		皮损		
					有	无	有	无	有	无	有	无	

治疗后				嘱托					
肿胀	硬结	疼痛	皮损	其他	不需复诊	需复诊	乳腺科就诊	产女签名	护士签名
治疗前分级 治疗后分级	好转 无好转	治疗前评分 治疗后评分	有 无						

第五节　急性乳腺炎浸润期按摩疗效评价标准

参照 2002 年卫生部发布的《中药新药临床研究指导原则》：早期乳痈的症状、表现体征的程度分级，分别应用中医的每种症状的标准计分来为其病情定量化处理。

一、临床疗效判定

治愈：肿块消散面积 90% 以上，疼痛症状完全消失，血液化验白细胞计数恢复正常，排乳恢复正常。

显效：肿块消散面积 60%～89%，疼痛症状基本消失，血液化验白细胞计数恢复正常，排乳基本通畅。

有效：肿块消散面积 30%～59%，疼痛症状部分消失，血液化验白细胞计数恢复或未恢复正常，排乳部分通畅。

无效：肿块未消散或消散面积 < 30% 或肿块增大，乳房疼痛及排泄情况没有改善，血液化验白细胞计数不能恢复正常，或乳房肿块局限化脓者。

二、中医症状的单项计分标准

1. 乳汁排泄通畅的计分标准

0 分：乳汁正常排泄，畅通。

1 分：乳汁不能正常排泄，欠通畅。

2 分：乳汁较难排泄，不通畅。

3 分：乳汁很难排出或者点滴而下，患乳局部淤积结块。

2. 乳房患部胀痛的计分标准

0 分：乳房没有胀痛的感觉。

1 分：乳房胀痛较轻，能够忍受。

2 分：乳房胀痛明显，较难忍受。

3 分：乳房胀痛的程度难以忍受。

3. 乳房患侧结块的计分标准

0 分：没有乳房部的结块。

1 分：乳房患部有结块，而且结块的最大直径＜2 cm。

2 分：乳房患部有结块，而且 2 cm≤最大直径＜5 cm。

3 分：乳房患部有结块，而且结块的最大直径≥5 cm。

4. 患乳局部的皮肤颜色及灼热程度的计分标准

0 分：皮肤颜色正常。

1 分：皮肤颜色正常或患乳局部微热。

2 分：皮肤颜色微红或患乳局部灼热。

5. 胸闷胁痛、善叹息的计分标准

0 分：患者没有胸闷胁痛、善叹息的症状表现。

1 分：患者有轻微的胸闷胁痛、善叹息的症状表现。

2 分：患者胸闷胁痛、善叹息的症状表现明显。

6. 恶寒发热的计分标准

0 分：没有恶寒发热。

1 分：存在有恶寒发热。

7. 头痛、身痛的计分标准

0 分：没有头痛、身痛的症状。

1 分：有轻微的头痛、身痛症状。

2 分：有头痛、身痛的症状而且很明显。

8. 烦躁、口渴、便秘的计分标准

0 分：没有烦躁、口渴、便秘的症状。

1 分：存在有轻微的烦躁、口渴、便秘的症状。

2 分：存在明显烦躁、口渴、便秘的症状。

9. 脉象计分标准

0 分：脉象有力、和缓。

1 分：脉弦数或脉数。

临床疗效判定

治愈：总分 0 分。

显效：总分＜4 分。

有效：总分＜8 分。

无效：总分≥8 分。

第十四章　乳腺按摩前准备的标准化规程

第一节　乳腺康复物理治疗准备的标准化规程

一、作用

（1）规范操作前物品准备和个人准备。

（2）规范操作前评估、沟通和知情同意。

（3）规范操作前准备的操作行为和操作流程。

（4）减少治疗误判、操作差错和不良事件发生率。

二、操作前准备

1. 护士　仪表规范，衣帽整洁，戴口罩，修剪指甲，规范洗手，不戴腕表、戒指、手镯、耳环。

2. 病人　①排除禁忌证，如精神病史、癫痫、高血压、置入心脏起搏器等。②测量体温。③评估乳房：一看，乳头发育是否正常，有无皲裂，乳晕有无水肿，乳体部皮肤颜色有无异常、破损、水肿；二摸，肿胀程度，有无硬块，硬块大小，泌乳通畅情况；三问，疼痛程度，以往喂哺习惯，心理状态和合作意愿，有无过敏史。

3. 环境　安静安全，光线适中，温度适宜，隐私保护。

4. 康复治疗仪　机身清洁，各导联线完好无损，连接正确，电压与插座相符，各按钮触发灵敏。

5. 其他用物　仪器配套固定带 1 条，一次性乳房贴片 2 张，耦合剂 1 瓶（需预加热），快速手消毒液 1 瓶，耳温仪 1 个，抽纸。

三、身份及治疗条件确认

（1）患者身份确认。

（2）治疗方法和部位确认。

（3）仪器性能确认。

（4）生物反馈治疗仪各导联确认。

（5）应用耗材完整性、有效期确认。

（6）预防交叉感染措施确认。

（7）产妇保暖措施确认。

（8）产妇隐私保护确认。

四、乳腺康复仪物理按摩准备规程（图14-1）

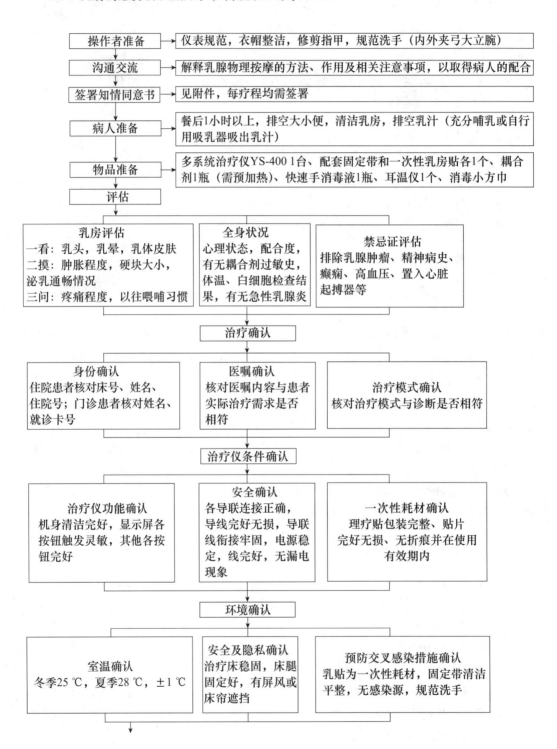

操作者准备 → 仪表规范，衣帽整洁，修剪指甲，规范洗手（内外夹弓大立腕）

沟通交流 → 解释乳腺物理按摩的方法、作用及相关注意事项，以取得病人的配合

签署知情同意书 → 见附件，每疗程均需签署

病人准备 → 餐后1小时以上，排空大小便，清洁乳房，排空乳汁（充分哺乳或自行用吸乳器吸出乳汁）

物品准备 → 多系统治疗仪YS-400 1台、配套固定带和一次性乳房贴各1个、耦合剂1瓶（需预加热）、快速手消毒液1瓶、耳温仪1个、消毒小方巾

评估

乳房评估
一看：乳头，乳晕，乳体皮肤
二摸：肿胀程度，硬块大小，泌乳通畅情况
三问：疼痛程度，以往喂哺习惯

全身状况
心理状态，配合度，有无耦合剂过敏史，体温、白细胞检查结果，有无急性乳腺炎

禁忌证评估
排除乳腺肿瘤、精神病史、癫痫、高血压、置入心脏起搏器等

治疗确认

身份确认
住院患者核对床号、姓名、住院号；门诊患者核对姓名、就诊卡号

医嘱确认
核对医嘱内容与患者实际治疗需求是否相符

治疗模式确认
核对治疗模式与诊断是否相符

治疗仪条件确认

治疗仪功能确认
机身清洁完好，显示屏各按钮触发灵敏，其他各按钮完好

安全确认
各导联连接正确，导线完好无损，导联线衔接牢固，电源稳定，线完好，无漏电现象

一次性耗材确认
理疗贴包装完整、贴片完好无损、无折痕并在使用有效期内

环境确认

室温确认
冬季25℃，夏季28℃，±1℃

安全及隐私确认
治疗床稳固，床腿固定好，有屏风或床帘遮挡

预防交叉感染措施确认
乳贴为一次性耗材，固定带清洁平整，无感染源，规范洗手

（待续）

（续图）

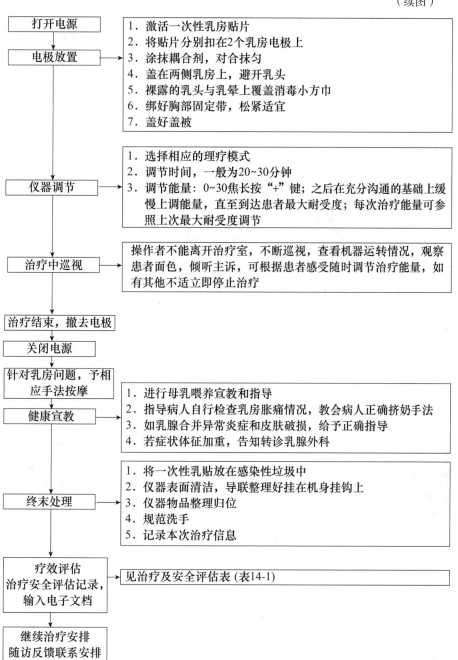

图 14-1 乳腺康复仪物理按摩准备规程图

表 14-1　乳腺康复仪物理按摩操作规程实施质量督查表

日期	姓名	年龄	分娩方式		产后天数	诊断					规程完成情况																				不良事件			操作者	得分
			顺产	剖宫产		1	2	3	4	5	1	2	3	4	5	6	7	8	9	10	11	12	13	14	15	16	17	18	19	20	21	22	无	有（内容）		

诊断：1. 产后乳腺保健；2. 生理性乳胀；3. 单纯性乳汁淤积；4. 乳汁淤积伴硬结；5. 缺乳少乳。

规程完成情况：1. 操作者准备；2. 沟通交流；3. 签署知情同意书；4. 病人准备；5. 物品准备；6. 乳房评估；7. 全身评估；8. 禁忌证评估；9. 身份确认；10. 医嘱确认；11. 治疗模式确认；12. 治疗仪功能确定；13. 安全确认；14. 一次性耗材确认；15. 室温确认；16. 安全及隐私确认；17. 院感措施确认；18. 电极放置；19. 仪器调节；20. 治疗中巡视；21. 终末处理；22. 疗效评估

评价标准：规程每项 4 分，一项全部完成得 4 分，部分完成得 2 分，都未完成不得分；不良事件一项未发生得 12 分，有不得分。

五、关键步骤图示（图14-2）

（1）进入治疗单元

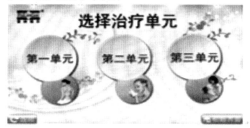

（2）选择治疗菜单

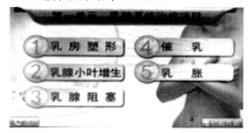

（3）选择治疗时间

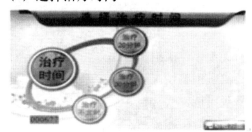

（4）治疗能量调节

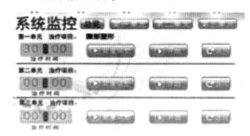

图14-2　乳腺综合治疗仪治疗模式图

六、注意事项

（1）随时查看治疗仪的工作状态，及时排除故障，定期检修；

（2）产后康复治疗仪禁忌证：高血压，心脏病，生命体征不平稳，带心脏起搏器，不能受刺激的病人（如精神病人）；

（3）仪器结束后再次确定后方可拿下极片；

（4）治疗仪每日使用含500 mg/L有效氯消毒液擦拭；

（5）治疗极片避免放置于皮肤破损处。

七、常见故障及排除方法（表14-2）

表14-2　常见故障及排除方法

故障现象	故障原因	排除方法
刚开机时，窗口不显示或显示不正常	停电，电源线短路，保险丝损坏，仪器插头松动	联系维修
窗口显示正常，但无能量输出	输出端口处接触不良，线路短路	更换导线
治疗过程中出现异常	外界干扰，电源电压变化幅度太大，电源线松动，接触不良	关机重启

第二节　乳腺手法按摩准备的操作流程

一、准备工作

1．护士　①仪表规范，衣帽整洁，戴口罩，修剪指甲，不戴腕表、戒指、手镯、耳环；②规范洗手，流动水或免洗手消毒凝胶按内、外、夹、弓、大、立、腕七步洗手法清洁双手。

2．环境　安静温馨，光线适中，温度适宜，隐私保护。

3．物品　婴儿润肤油或医用润滑油，一次性消毒方巾（小），一次性消毒方巾（大），一次性床单。

二、病人评估

（1）检查乳房皮肤有无过敏，皮疹，局部有无溃疡、破损、外伤。

（2）乳房肿胀程度，有无硬块，硬块大小，泌乳通畅情况。

（3）体温、白细胞检查结果，有无急性乳腺炎可能。

（4）同时接受其他相关治疗情况。

（5）有无合并乳腺肿瘤。

（6）其他可能影响治疗的严重疾病。

（7）病人的心理健康状态。

（8）病人治疗配合程度和依从性。

三、有效沟通和注意事项

（1）告知操作流程和注意事项。

（2）产妇多汗，应告知治疗前注意局部清洁卫生。

（3）饭前饭后不应勉强进行按摩。

（4）按摩前应先排空大小便。

（5）按摩前先哺乳和排空乳汁，以免按摩时有不适感。

（6）有无晕推病史。

（7）防止坠床。

（8）需签署专项知情同意书。

四、身份及治疗条件确认

（1）患者身份确认。

（2）治疗方法和部位确认。

（3）无菌原则和预防交叉感染措施确认。

（4）产妇保暖措施确认。

（5）产妇隐私保护确认。

（6）基础信息和治疗模式输入。

五、乳腺手法按摩准备规程（图14-3）

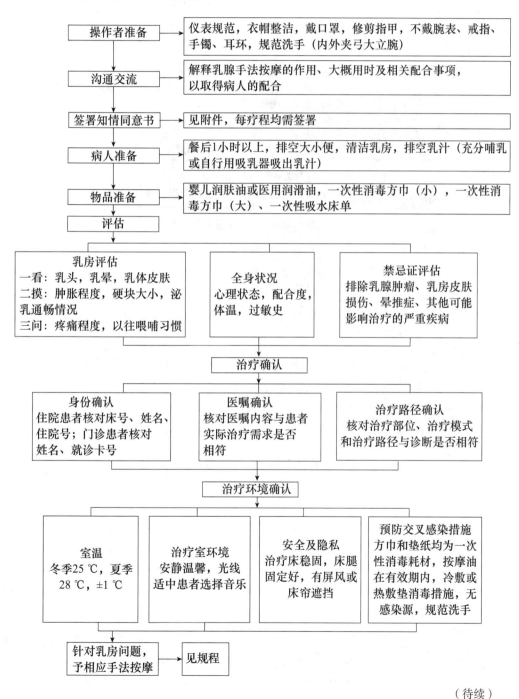

操作者准备	仪表规范，衣帽整洁，戴口罩，修剪指甲，不戴腕表、戒指、手镯、耳环，规范洗手（内外夹弓大立腕）
沟通交流	解释乳腺手法按摩的作用、大概用时及相关配合事项，以取得病人的配合
签署知情同意书	见附件，每疗程均需签署
病人准备	餐后1小时以上，排空大小便，清洁乳房，排空乳汁（充分哺乳或自行用吸乳器吸出乳汁）
物品准备	婴儿润肤油或医用润滑油，一次性消毒方巾（小），一次性消毒方巾（大）、一次性吸水床单
评估	

乳房评估
一看：乳头，乳晕，乳体皮肤
二摸：肿胀程度，硬块大小，泌乳通畅情况
三问：疼痛程度，以往喂哺习惯

全身状况
心理状态，配合度，体温，过敏史

禁忌证评估
排除乳腺肿瘤、乳房皮肤损伤、晕推症、其他可能影响治疗的严重疾病

治疗确认

身份确认
住院患者核对床号、姓名、住院号；门诊患者核对姓名、就诊卡号

医嘱确认
核对医嘱内容与患者实际治疗需求是否相符

治疗路径确认
核对治疗部位、治疗模式和治疗路径与诊断是否相符

治疗环境确认

室温
冬季25℃，夏季28℃，±1℃

治疗室环境
安静温馨，光线适中患者选择音乐

安全及隐私
治疗床稳固，床腿固定好，有屏风或床帘遮挡

预防交叉感染措施
方巾和垫纸均为一次性消毒耗材，按摩油在有效期内，冷敷或热敷垫消毒措施，无感染源，规范洗手

针对乳房问题，予相应手法按摩　→　见规程

（待续）

（续图）

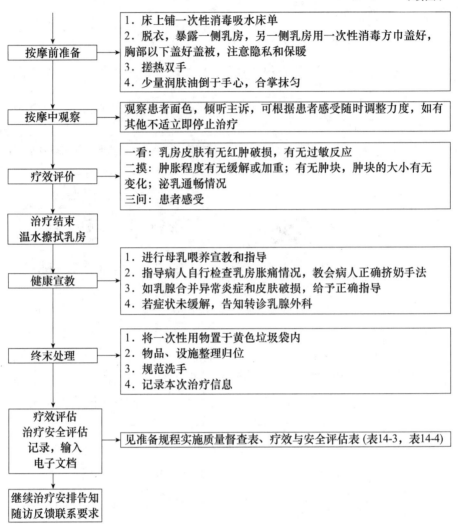

按摩前准备	1. 床上铺一次性消毒吸水床单 2. 脱衣，暴露一侧乳房，另一侧乳房用一次性消毒方巾盖好，胸部以下盖好盖被，注意隐私和保暖 3. 搓热双手 4. 少量润肤油倒于手心，合掌抹匀
按摩中观察	观察患者面色，倾听主诉，可根据患者感受随时调整力度，如有其他不适立即停止治疗
疗效评价	一看：乳房皮肤有无红肿破损，有无过敏反应 二摸：肿胀程度有无缓解或加重；有无肿块，肿块的大小有无变化；泌乳通畅情况 三问：患者感受
治疗结束 温水擦拭乳房	
健康宣教	1. 进行母乳喂养宣教和指导 2. 指导病人自行检查乳房胀痛情况，教会病人正确挤奶手法 3. 如乳腺合并异常炎症和皮肤破损，给予正确指导 4. 若症状未缓解，告知转诊乳腺外科
终末处理	1. 将一次性用物置于黄色垃圾袋内 2. 物品、设施整理归位 3. 规范洗手 4. 记录本次治疗信息
疗效评估 治疗安全评估 记录，输入 电子文档	见准备规程实施质量督查表、疗效与安全评估表（表14-3，表14-4）
继续治疗安排告知 随访反馈联系要求	

图 14-3　乳腺手法按摩准备规程图

表 14-3　乳腺手法按摩准备规程实施质量督查表

日期	姓名	年龄	分娩方式		产后天数	诊断						规程完成情况																								不良事件		操作者	得分
			顺产	剖宫产		1	2	3	4	5	6	1	2	3	4	5	6	7	8	9	10	11	12	13	14	15	16	17	18	19	20	21	22	23	24	无	有(内容)		

诊断：1.产后乳腺保健；2.生理性乳胀；3.单纯性乳汁计淤积；4.乳汁计淤积伴硬结；5.缺乳少乳；6.乳腺炎浸润期

规程完成情况：1.操作者准备；2.沟通交流；3.签署知情同意书；4.病人准备；5.物品准备；6.乳房评估；7.全身评估；8.禁忌证评估；9.身份确认；10.医嘱确认；11.治疗路径确认；12.治疗仪功能确定；13.安全确认；14.一次性耗材确认；15.室温确认；16.治疗室环境确认；17.安全及隐私确认；18.院感措施确认；19.按摩中观察；20.疗效评价；21.温水擦拭；22.健康宣教；23.终末处理；24.随机反馈

评分标准：规程每项4分，一项全部完成得4分，部分完成得2分，都未完成不得分；不良事件一项未发生得4分，有不得分

表14-4 乳腺按摩标准化规程疗效与安全评估表

日期	姓名	年龄	分娩方式		产后天数	治疗次数	康复仪物理按摩							手法按摩				疗效评价				安全评估			
			顺产	剖宫产			物理治疗模式		时间（分）		能量（J）		能量变动原因		规程	增加	减少	交叉	治愈	显效	有效	无效	不良事件		并发症	
							乳胀（催乳）	乳腺阻塞	20	30	初始治疗能量	结束时治疗能量											无	有（内容）		

1. 乳汁淤积疗效
评价：①治愈：乳房胀痛消失，乳腺质地正常，吸吮乳汁通畅，无淤乳硬结；②显效：乳房胀痛降低2个级别以下；③有效：乳房胀痛降低1个级别以下；④无效：疼痛和乳胀
无改变或症状，乳汁排出不畅。

2. 生理性乳胀疗效评价：①治愈：疼痛乳胀消失，乳腺质地正常；②显效：疼痛等级降2个级别以上，乳胀，硬度明显缓解和降低；③有效：疼痛等级降低1个级别，乳胀
有缓解，硬度有降低；④无效：疼痛和乳胀无改变，或体征恶化。

3. 急性乳腺炎疗效评价：①治愈：症状消失，肿块消散，体征积分减少≥60%，②显效：症状、体征积分减少≥30%，<90%，肿块消散≥60%，排乳基本通畅；③有效：症状、体征
积分减少≥30%，<60%，肿块消散≥30%，排乳部分通畅；④无效：症状、体征积分减少≤30%，或已化脓者。

4. 缺乳少乳疗效评价：①痊愈：乳汁分泌完全消失，②显效：乳汁分泌增多，能满足婴儿需要量的2/3，其他症状明显改善；③有效：乳汁分
泌增多，能满足婴儿需要量的1/3，其他症状明显改善；③无效：缺乳无改善。

　　规程临床操作应用前，专业护理操作人员均接受规程的基础理论学习和临床操作实践培训，并有专人督查指导，应用以上督查表进行考核，操作同时要求复述流程要领，两次抽查考试在 95 分以上才能上岗操作。保证其熟知和掌握规程。

第十五章 乳腺按摩路径选择的注意事项和知情同意

精准的治疗前评估和正确的临床诊断是选择乳腺按摩手法康复治疗路径的前提。根据以上阐述各种产后乳腺问题的表现、症状、体征及辅助检查，多数不难作出正确判断和选择。但治疗前仍要对诊断易于混淆的情况认真仔细鉴别。对治疗中可能作出路径选择改变的患者做好知情同意，充分沟通，阐明病程转归，遵照医嘱及时调整治疗方案。

第一节 产后生理性乳胀与乳汁淤积的鉴别

产后生理性乳胀表现为：两侧乳房同时明显充盈及肿胀，外观紧绷而发亮，病人感觉乳房像铅球一样沉重，一般不出现明显肿块。产妇感胀痛，严重者疼痛和触痛明显，甚至衣服接触都有触痛。挤压时无乳汁或仅有少量乳汁。乳汁淤积可发生在单侧或某个腺叶，乳房胀满，表面皮肤正常，伴有乳腺硬结，质地中等，肿块不移动，表面光滑，有压痛，与之相对应的乳管无乳汁排出。产后生理性乳胀一般发生在顺产后1~2天，剖宫产后2~3天。产后第3、4天症状达到最高点，多数持续6~48小时后自行缓解。乳汁淤积多发生在产后3天后，吸吮后乳汁分泌增加时。B超检查：产后生理性乳胀乳管无明显扩张，光点增强，分布均匀；乳汁淤积可见乳管各级多形性扩张，呈单个或多个液性无回声区管腔，提示乳管内乳汁淤积，边界清楚整齐，后壁后方回声增强，可参考表15-1。

表 15-1 产后生理性乳胀与乳汁淤积的鉴别

	时间	部位	肿块	疼痛	B超	转归
生理性乳胀	产后1~2天	双侧	无明显肿块	双侧普遍胀痛	无乳管明显扩张 光点增强，分布均匀	6~48小时后多缓解
乳汁淤积	产后3天	单侧/局部/双侧	可伴有肿块	局部胀痛	乳管各级多形性扩张，单个或多个液性无回声区管腔，边界清楚整齐，后壁后方回声增强	部分发展为急性乳腺炎

第二节 乳汁淤积肿块与急性乳腺炎早期炎症浸润肿块的鉴别

临床选择标准化治疗路径乳汁淤积和急性乳腺炎早期的诊断和鉴别非常关键。临床上仅从症状来区分乳汁淤积肿块和急性乳腺炎早期较为困难，需要综合临床症状、体征、辅助检查综合鉴别。因两者在治疗知情沟通、路径选择、病程转归方面存在较大差别，治疗前的鉴别极为重要。

乳腺外科学将急性乳腺炎分为三期：淤乳期、浸润期和脓肿期，其中淤乳期为无菌性炎症期。为区别乳汁淤积与急性乳腺炎，根据外科教科书分类，将急性乳腺炎早期蜂窝织炎期定为浸润早期。

产后乳汁淤积主要表现为乳房胀满不适；而急性乳腺炎早期表现为局部疼痛明显。乳汁淤积肿块边界尚清，质地较软，压痛较轻，乳管疏通后轻压肿块多数对应乳管有乳汁溢出，肿块明显减小或消失，同侧淋巴结多无肿大；而急性乳腺炎早期炎性肿块较为清晰，质地偏硬，压痛明显，轻压肿块多数对应乳管无乳汁溢出，可伴有同侧淋巴结肿大、压痛。乳汁淤积体温和白细胞多数正常，部分可出现轻度升高；而急性乳腺炎体温和白细胞计数明显升高。B超检查乳汁淤积时乳管呈多形性扩张，单个或多个液性无回声区管腔，边界清楚整齐，后壁后方回声增强，血管走行规则。积乳囊肿可分为清亮型和浑浊型。前者与一般的囊肿类似，后方回声增强，内部为无回声，无血流信号；后者内部有细弱点状回声，震动或改变体位后可见点状流动，血流显像可显示因相对运动而形成的血流伪像，较大囊状扩张内有时可见脂液分层征象。急性乳腺炎早期B超可见炎症浸润肿块，腺体增厚肿大，肿块边缘不清，内部结构紊乱，周边有声晕，明显压痛，后方回声稍增强，病灶周围组织回声模糊，腋窝淋巴结肿大，病灶周围血管增生，血流增强。乳汁培养乳汁淤积时白细胞计数 $<1\times10^6/ml$，菌落计数 $<1\times10^3/ml$；急性乳腺炎早期白细胞计数 $>1\times10^6/ml$，菌落计数 $<1\times10^3/ml$；急性乳腺炎脓肿时白细胞计数 $>1\times10^6/ml$，菌落计数 $>1\times10^3/ml$，具体可参考表15-2。

表 15-2　产后乳汁淤积与乳腺炎浸润肿块的鉴别

	肿块	疼痛	同侧淋巴结	体温和白细胞	B超	乳汁培养
乳汁淤积肿块	边界尚清，软，乳汁排出后缩小或消失	局部胀痛压痛较轻	多无肿大	正常或稍升高	乳管各级多形性扩张，单个或多个液性无回声区管腔，边界清楚整齐，后壁后方回声增强	白细胞 $<1\times10^6/ml$ 细菌菌落 $<1\times10^3/ml$
乳腺炎浸润肿块	边界不清晰，偏硬	局部疼痛压痛明显	多伴有肿大，压痛	明显升高	腺体增厚肿大，肿块边缘不清，结构紊乱，周边有声晕，明显压痛，后方回声稍增强，周围组织回声模糊，腋窝淋巴结肿大，病灶周围血管增生，血流增强	白细胞 $>1\times10^6/ml$ 细菌菌落 $>1\times10^3/ml$

B超检查对乳汁淤积肿块与急性乳腺炎早期炎症浸润肿块的鉴别诊断有重要意义。临床往往难以根据乳汁中白细胞数和细菌菌落数鉴别哺乳期乳汁淤积与急性乳腺炎早期，因为乳汁白细胞计数及细菌培养菌落计数检查耗时较长，尤其是培养测定细菌菌落数需要3~5天，基本丧失了对治疗方案选择及早期抗生素使用的指导意义，但可作为治疗过程中抗生素调整的重要依据。

第三节   超声表现在急性乳腺炎期炎症浸润肿块与脓肿的鉴别

一、超声表现

（1）腺体层厚度正常或局部增厚，多位于肿块下方。

（2）腺体层表面较平整或坡状隆起，多发生在浸润区表浅或范围较广。

（3）腺体层内部回声病变区回声异常。

① 急性炎症：病变区回声分布不均匀，局部回声降低。

② 慢性炎症：慢性炎症或炎症消退期显示内部回声强弱不均。

③ 脓肿形成：内部不规则无回声区（液性暗区），不规则增强光点，透声较差，边界增厚且不光滑。

（4）CDFI（多普勒）病变内部及周边血流信号均相对丰富，有散在的点状血流信号。

（5）CDFI（多普勒）病变内部血流消失，周边血流信号相对增强。

（6）乳腺导管局部可出现程度不等扩张，为炎性浸润区水肿挤压管内炎性阻塞所致。

（7）病变局部探头挤压有压痛。

（8）乳腺区皮肤、脂肪、库柏韧带、肌肉无异常。

（9）腋窝淋巴结可见肿大，低回声团块。

二、诊断与鉴别诊断

1. **急性乳腺炎浸润期** （2）（3）＋①（4）（7）（8）（9）＋临床表现；或＋（6）。
2. **慢性乳腺炎或急性乳腺炎好转期** （1）（3）＋②（4）；（7）（9）表现减轻。
3. **脓肿形成** （3）＋③（5）＋临床症状加重；（7）（9）表现恶化。

第四节   急性乳腺炎手法按摩治疗前的知情同意

急性乳腺炎浸润早期可选择乳腺手法按摩加物理康复治疗，多数患者可在不用抗生素的情况下使炎症控制，逐渐消退，维持或保留母乳喂养。虽然手法按摩会避免刺激局部炎症肿块，但仍有少数会发展形成脓肿。因此，在治疗过程中应根据具体情况及时调整治疗方案，根据医嘱增加或暂停抗生素使用，以期保留泌乳功能。治疗前必须向患者解释清楚，并有书面知情同意。

已形成脓肿者康复治疗目的为排空乳汁，加快引流部位炎症愈合和修复，暂不需要退乳的，可保持后续母乳喂养可能。

产妇评估完成后，告知患者评估结果、处理方法、可能的预后、费用、并发症等。

患者知情并同意后，开始进入治疗程序。充分沟通和知情同意在乳腺按摩物理康复治疗前为必须完成项，尤其对急性乳腺炎早期患者阐明治疗后可能转归极为重要。

知情同意书模板见附件1～7。

附件1

产后乳腺保健治疗知情同意书

尊敬的_____女士：您好！

感谢您对我们的信任，选择我院产后康复中心为您进行乳腺手法按摩！

中医认为，通则不痛，痛则不通，通过早期乳腺保健按摩可以促进乳房局部血液循环，疏通乳腺管，从而减少产后生理性胀痛、淤乳及乳腺炎的发生，增强产妇母乳喂养的信心，提高婴儿纯母乳喂养率。

本次治疗分为乳腺康复治疗仪理疗和专业护士手法按摩两个部分。如您要接受该项目的治疗，请您认真阅读以下内容：

1．治疗前请先排空大小便。

2．上下床请不要过快，需要时可请求护士的帮助，以防跌倒、坠床等意外发生。

3．仪器治疗过程中绝不可自行调节仪器参数和移动电极，以免发生意外。

4．按摩时局部会有酸、胀、麻的感觉，这是按压穴位、经络的正常反应。

5．接受按摩时应放松肌肉、呼吸自然，如有不适，请及时与护士沟通，以便为您做出及时调整和处理。

6．乳腺手术史、隆胸史等可能会使治疗无效或其他意外情况的发生（如假体破裂等，严重者可能危及生命），故在治疗前请务必如实告知，因隐瞒而产生的不良后果我院不予承担。

7．我院用强生婴儿润肤油作为按摩油，对极少数人可能导致皮肤过敏。如按摩后乳房表面皮肤出现过敏情况，即中止治疗，到皮肤科进一步处理。

8．在本院治疗期间，患者不得接受院外非医疗机构人员的乳腺操作，否则发生意外或效果不佳应自负后果。

9．该治疗有促进乳汁分泌的作用，请在治疗后务必保持勤吸吮或定时手法、吸奶器排空乳汁，如不及时排空乳汁，可造成乳汁淤积、乳腺炎等泌乳问题，并非本次乳腺按摩导致。

本人已阅读以上内容，同意使用该治疗方案。

工作人员签名：　　　　　　　　　患者签名：

年　　月　　日　　　　　　　　年　　月　　日

附件2

缺乳少乳按摩治疗知情同意书

尊敬的_____女士：您好！

感谢您对我们的信任，选择我院产后康复中心为您进行乳腺手法按摩！

本次治疗分为乳腺康复治疗仪理疗和专业护士手法按摩两个部分。治疗仪是一种现代综合治疗仪器，通过低频电磁波和物理因子的作用治疗缺乳。我中心基于经络理论的手法按摩治疗产后缺乳，通过针对性的穴位刺激和经络调理，调节人体的垂体分泌和神经内分泌系统，调整脑－垂体－卵巢的功能，促进糖皮质激素的升高，从而降低催乳素抑制激素的释放，促进乳汁的合成与分泌。

如您要接受该项目的治疗，请您认真阅读以下内容：

1．治疗前请先排空大小便。

2．上下床请不要过快，需要时可请求护士的帮助，以防跌倒、坠床等意外发生。

3．仪器治疗过程中绝不可自行调节仪器参数和移动电极，以免发生意外。

4．按摩时局部会有酸、胀、痛的感觉，这是按压穴位、经络的正常反应。

5．接受按摩时应放松肌肉、呼吸自然，如有不适，请及时与护士沟通，以便为您做出及时调整和处理。

6．乳腺手术史、隆胸史等可能会使治疗无效或其他意外情况的发生（如假体破裂等，严重者可能危及生命），故在治疗前请务必如实告知，因隐瞒而产生的不良后果我院不予承担。

7．我院用强生婴儿润肤油作为按摩油，对极少数人可能导致皮肤过敏。如按摩后乳房表面皮肤出现过敏情况，即中止治疗，到皮肤科进一步处理。

8．在本院治疗期间，患者不得接受院外非医疗机构人员的乳腺操作，否则发生意外或效果不佳应自负后果。

9．缺乳少乳原因复杂繁多，可能需要多次治疗，同时为了加快治疗效果，请在每次治疗后务必保持勤吸吮多吸吮，每天饮汤水≥2000 ml，针对性增加促乳饮食，保持心情舒畅，建立母乳喂养的信心，保证每天睡眠时间在 8 小时以上。

本人已阅读以上内容，同意使用该治疗方案。

工作人员签名：　　　　　患者签名：

年　　月　　日　　　　年　　月　　日

附件 3

生理性乳胀按摩治疗知情同意书

尊敬的＿＿＿＿＿＿女士：您好！

感谢您对我们的信任，选择我院产后康复中心为您进行乳腺手法按摩。

产后生理性乳胀主要原因是产后激素的变化，导致乳腺血液循环及泌乳量快速增加，引起的乳房组织生理水肿，乳房内结缔组织中血量及淋巴增加，乳腺管及周围组织膨胀，乳房肿胀变大。一般发生在顺产后第 2～3 天，剖宫产后第 3～4 天，多数持续 6～48 小时后可自行缓解。

本次治疗分为乳腺康复治疗仪理疗和专业护士手法按摩两个部分，主要目的是缓解产妇生理性乳胀期的乳房胀痛。如您要接受该项目的治疗，请您认真阅读以下内容：

1．治疗前请先排空大小便。

2．上下床请不要过快，需要时可请求护士的帮助，以防跌倒、坠床等意外发生。

3．仪器治疗过程中绝不可自行调节仪器参数和移动电极，以免发生意外。

4．按摩时局部会有酸、胀、痛的感觉，这是按压穴位、经络的正常反应。

5．接受按摩时应放松肌肉、呼吸自然，如有不适，请及时与护士沟通，以便为您做出及时调整和处理。

6．乳腺手术史、隆胸史等可能会使治疗无效或其他意外情况的发生（如假体破裂等，严重者可能危及生命），故在治疗前请务必如实告知，因隐瞒而产生的不良后果我院不予承担。

7．我院用强生婴儿润肤油作为按摩油，对极少数人可能导致皮肤过敏。如按摩后乳房表面皮肤出现过敏情况，即中止治疗，到皮肤科进一步处理。

8．在本院治疗期间，患者不得接受院外非医疗机构人员的乳腺操作，否则发生意外或效果不佳应自负后果。

9．生理性乳胀期是一个特殊生理期，一般需维持6～48小时后缓解，为了不影响乳腺的二次泌乳功能，本次治疗只要求在一定程度上缓解乳房胀痛，减轻痛苦，临床不一定要达到完全无痛状态。

10．短暂的冷敷可降低乳腺血液循环，减轻组织水肿，缓解疼痛，不会对您身体和泌乳功能产生影响。

本人已阅读以上内容，同意使用该治疗方案。

工作人员签名：　　　　　　患者签名：

　　年　　月　　日　　　　　　年　　月　　日

附件4

单纯乳汁淤积按摩治疗知情同意书

尊敬的 _____ 女士：您好！

感谢您对我们的信任，选择我院产后康复中心为您进行乳腺手法按摩。

由于各种因素，多数为没有及时排空乳房，导致乳汁淤积。如果乳汁淤积未能及时得到疏通，可能导致局部疼痛、缺乳或少乳，甚至急性乳腺炎的发生。

本次治疗分为乳腺康复治疗仪理疗和专业护士手法按摩两个部分，主要目的是排出淤积的乳汁，保持乳腺管通畅，预防并发症发生。如您要接受该项目的治疗，请您认真阅读以下内容：

1．治疗前请先排空大小便。

2．上下床请不要过快，需要时可请求护士的帮助，以防跌倒、坠床等意外发生。

3．仪器治疗过程中绝不可自行调节仪器参数和移动电极，以免发生意外。

4．穴位按摩时局部会有酸、胀、麻、痛的感觉，这是按压穴位、疏通经络的正常反应。

5．接受按摩时应放松肌肉、呼吸自然，如有不适，请及时与护士沟通，以便为您做出及时调整和处理。

6．乳腺手术史、隆胸史等可能会使治疗无效或其他意外情况的发生（如假体破裂等，严重者可能危及生命），故在治疗前请务必如实告知，因隐瞒而产生的不良后果我院不予承担。

7．我院用强生婴儿润肤油作为按摩油，对极少数人可能导致皮肤过敏。如按摩后乳房表面皮肤出现过敏情况，即中止治疗，到皮肤科进一步处理。

8．在本院治疗期间，患者不得接受院外非医疗机构人员的乳腺操作，否则发生意外或效果不佳应自负后果。

9．因乳腺发育有个体差异，所以乳腺疏通的效果也因人而异，淤乳疏通可能需要多次治疗。

10．乳汁的产生周期是1～2小时，请在治疗后务必保持勤吸吮或定时手法、吸奶器排空乳汁，否则将前功尽弃。一旦出现急性乳腺炎症状，需要及时至乳腺科就诊。

本人已阅读以上内容，同意使用该治疗方案。

工作人员签名：　　　　　　患者签名：

年　　月　　日　　　　　　年　　月　　日

附件5

乳汁淤积伴硬结按摩治疗知情同意书

尊敬的 ＿＿＿＿＿＿ 女士：您好！

感谢您对我们的信任，选择我院产后康复中心为您进行乳腺手法按摩！

由于各种因素，您没有及时排空乳汁，导致乳汁淤积并伴有硬结。如果再不及时得到解决，可能导致奶少或无奶，甚至急性乳腺炎的发生，严重影响到您的身体健康，也不利于母乳喂养的坚持。

本次治疗分为乳腺康复治疗仪理疗和专业护士手法按摩两个部分，主要目的是排出淤乳、疏通乳管、消除硬结，防止并发症的发生。如您要接受该项目的治疗，请您认真阅读以下内容：

1．治疗前请先排空大小便。

2．上下床请不要过快，需要时可请求护士的帮助，以防跌倒、坠床等意外发生。

3．仪器治疗过程中绝不可自行调节仪器参数和移动电极，以免发生意外。

4．按摩时局部会有酸、胀、痛的感觉，这是按压穴位、经络的正常反应。

5．接受按摩时应放松肌肉、呼吸自然，如有不适，请及时与护士沟通，以便为您做出及时调整和处理。

6．乳腺手术史、隆胸史等可能会使治疗无效或其他意外情况的发生（如假体破裂等，严重者可能危及生命），故在治疗前请务必如实告知，因隐瞒而产生的不良后果我院不予承担。

7．我院用强生婴儿润肤油作为按摩油，对极少数人可能导致皮肤过敏。如按摩后乳房表面皮肤出现过敏情况，即中止治疗，到皮肤科进一步处理。

8．在本院治疗期间，患者不得接受院外非医疗机构人员的乳腺操作，否则发生意外或效果不佳应自负后果。

9．因乳腺发育有个体差异，同时由于硬结个数和形成时间的不同，可能出现疗效差异，需要多次治疗。

10．乳汁的产生周期是 1～2 小时，请在治疗后务必保持勤吸吮或定时手法、吸奶器排空乳汁，否则将前功尽弃。一旦出现急性乳腺炎症状，需要及时至乳腺科就诊。

本人已阅读以上内容，同意使用该治疗方案。

工作人员签名：　　　　　　患者签名：

年　　月　　日　　　　　　年　　月　　日

附件 6

哺乳期乳腺炎按摩治疗知情同意书

尊敬的 ＿＿＿＿＿＿＿ 女士：您好！

感谢您对我们的信任，选择我院产后康复中心为您进行乳腺手法按摩。

急性乳腺炎浸润期如不及时治疗，极有可能发展为乳腺脓肿，造成退乳和手术痛苦。实践证明，手法乳腺按摩加物理康复治疗，可让多数患者炎症控制消退，维持母乳喂养。

如您要接受该项目的治疗，请您认真阅读以下内容：

1．治疗前请先排空大小便。

2．上下床请不要过快，需要时可请求护士的帮助，以防跌倒、坠床等意外发生。

3．仪器治疗过程中绝不可自行调节仪器参数和移动电极，以免发生意外。

4．按摩时局部会有酸、胀、麻、痛的感觉，这是按压穴位、疏通经络的正常反应。

5．接受按摩时应放松肌肉、呼吸自然，如有不适，请及时与护士沟通，以便为您做出及时调整和处理。

6．乳腺手术史、隆胸史等可能会使治疗无效或其他意外情况的发生（如假体破裂等，严重者可能危及生命），故在治疗前请务必如实告知，因隐瞒而产生的不良后果我院不予承担。

7．我院用强生婴儿润肤油作为按摩油，对极少数人可能导致皮肤过敏。如按摩后乳房表面皮肤出现过敏情况，即中止治疗，到皮肤科进一步处理。

8．在本院治疗期间，患者不得接受院外非医疗机构人员的乳腺操作，否则发生意外或效果不佳应自负后果。

9．治疗方案为手法按摩加物理治疗，虽然手法按摩中会避免过度刺激局部炎症肿块，但因产后抵抗力下降和乳腺存在病理因素，仍有少数会形成脓肿，与治疗手法不存在因果关系。

10．治疗过程中需配合 B 超检查和定期评估，根据结果决定治疗方案，如病情发生变化，我中心将及时告知治疗方案的改变和乳腺外科会诊建议。

11．患病期间患侧乳房暂停哺乳，请及时用手法或吸奶器排空患侧乳汁。

本人已阅读以上内容，同意使用该治疗方案。

工作人员签名：　　　　　　患者签名：

年　　月　　日　　　　　　年　　月　　日

附件7

产后康复中心乳腺按摩和物理治疗知情同意书

如您要接受乳腺手法按摩和物理康复治疗，请您认真阅读以下内容：

1．乳腺手法按摩和物理康复治疗的适应证有：产后乳腺保健，产后少乳缺乳，乳汁淤积，产后乳腺生理性胀痛，急性乳腺炎浸润早期等，包括手法以及仪器康复治疗。

2．输液中或输液后立即来治疗的产妇应有家属陪护，上下床请不要过快，以防跌倒、坠床等。

3．治疗过程中应听从治疗护士安排，如有任何不适请及时告知；治疗过程中绝不可自行调节仪器参数和移动电极。

4．乳汁淤积硬结期由于硬结程度不同，可能需要多次治疗，乳腺疏通的效果也因人而异；由于产妇产后抵抗力下降，乳汁淤积可能快速发展为急性乳腺炎，特别是院外非医疗机构人员的操作等诱因，故一旦出现急性乳腺炎症状，需要及时至乳腺外科就诊。

5．遵照医嘱，乳腺炎浸润早期在乳腺康复治疗的同时可根据医嘱加用抗生素治疗，手法按摩可作为辅助治疗，虽然手法按摩中会避免过度刺激局部炎症肿块，但由于产后抵抗力下降及淤积的乳汁有利于细菌繁殖，经康复治疗后部分仍可能发展为脓肿，与治疗手法不存在因果关系。

6．治疗后要保持勤吸吮，或定时手法、吸奶器排空乳汁。

7．乳腺手术史、隆胸史等可能会使治疗无效或其他意外情况的发生（如假体破裂等，严重者可能危及生命），故在治疗前患者应如实告知医方。

8．在护理操作和物理康复治疗过程中还可能存在其他难以预料和避免的并发症和不良后果。

9．在本院治疗期间，患者不要接受院外非医疗机构人员的乳腺操作，否则发生意外或效果不佳应自负后果。

10．在治疗过程中，如病情发生变化，产后康复中心将及时与患者沟通，告知治疗方案的改变和会诊建议。

在认真阅读并知情理解上述10条后，如理解并配合科室的治疗，愿意承担上述内容可能引起的风险，请您在知情同意书上签名。

患者签名：　　（或）委托人签名：　　与患者关系：

谈话医师/护士签名

日期　　年　　月　　日

第五节　不良事件记录

不良事件记录见表 15-3。

表 15-3　不良事件记录表

如果在试验期间没有不良事件发生，请在此□中打"×"，并在此表下方签名。

如有,请用标准医学术语记录所有观察到的不良事件(包括直接询问的)。每一栏记录一个不良事件。

不良事件名称				
开始发生时间				
结束时间				
不良事件 严重程度	□轻 □中 □重	□轻 □中 □重	□轻 □中 □重	□轻 □中 □重
与临床治疗的关系	□肯定有关 □很可能有关 □可能有关 □可能无关 □无关	□肯定有关 □很可能有关 □可能有关 □可能无关 □无关	□肯定有关 □很可能有关 □可能有关 □可能无关 □无关	□肯定有关 □很可能有关 □可能有关 □可能无关 □无关
纠正治疗	□是　　□否	□是　　□否	□是　　□否	□是　　□否
因不良事件而退出试验	□是　　□否	□是　　□否	□是　　□否	□是　　□否

观察医师签名_____　　　　　　　　　　日期_____年__月__日

1. 如果不良事件仍存在，请不要填写此项。

2. 程度：症状按轻（询问出），中（主动叙述但能忍耐），重（有客观表现，难忍耐）填写。

　如果出现严重不良事件，请完成严重不良事件表。

3. 如有：请详细填写同期治疗用药表。

不良事件与临床的相关性评价标准表

	肯定有关	很可能有关	可能有关	可能无关	肯定无关
与治疗有合理时间顺序	+	+	+	+	−
为已知的不良反应类型	+	+	+	−	−
停止治疗反应减轻或消失	+	+	±	±	−
再次治疗后反应复出现	+	?	?	?	−
无法用受试者疾病来解释	+	+	−	±	−

第十六章　乳腺按摩临床治疗标准化操作规程

标准化操作规程（standard operation procedure，SOP）是构建标准化体系的核心环节。标准化操作规程系统是一种工作准则，是将操作全过程以规范流程的形式描述出来，将作业的操作步骤和要求标准化和统一化。在学习和应用本规程时应领会以下要点。

第一节　乳腺按摩标准化操作规程临床应用的重要意义

一、标准化操作规程是临床专业工作者的工作基础

基本手法是其治疗效果发挥的始动因素，手法动力形式的变化和流程组合决定和影响着推拿按摩临床治疗效果。标准化操作规程的目的是指导和规范临床操作手法和流程，使通过规范的治疗操作程序得到一致的治疗结果。标准化操作规程的精髓是"写你所做，做你所写"。规程作为产后康复专业技术人员乳腺按摩的基本手法与技能基础，初学者应认真学习并掌握基本手法要领，熟知流程，了解基础理论。在此基础上通过临床实践，不断提高手法操作技能。

二、标准化操作规程是临床专业工作者的操作指南

标准化操作规程理论的核心是将操作程序细化、量化和优化。在技术和管理层面上构建、应用和发展标准化操作规程是质量管理体系中不可缺少的部分。操作人员必须严格遵守标准化操作规程，遵循规程的基本原理和基本原则，将规程作为专业工作人员的操作指南，并通过临床验证逐步完善成为行业标准。规程作为标准化文件，格式有其内在要求。但临床病人情况千变万化，需求多种多样，临床操作时可根据具体情况和操作习惯，在不违反基本原则和不影响治疗效果的基础上，采用双乳交替操作方式。以临床疗效为引导，根据病情变化和疗效评判对规程的流程给予适当的随症增减。在熟练掌握应用和深刻理解规程的基础上，双侧不同情况或疾病可采用不同相应路径；单侧有 2 种及以上疾病时，亦可将 2 种路径部分或全部叠加，甚至多种路径综合叠加。倡导操作者根据新理论和实践经验再造更为合理有效的流程。总之，既要以操作规程为基本准绳，又要根据实际情况灵活应用。

三、标准化操作规程是提高临床操作水平的路径

标准化操作规程在国内外医学领域运用较广泛，目前标准化操作规程在国内各行业也得到普及与应用，医学研究的多个领域已见标准化操作规程应用报道，并取得相应成果。将乳腺按摩标准化规程引入临床产后乳腺康复护理，将提高专业护理人员的操作技术水平，提高乳腺临床康复治疗疗效。规程根据乳腺产后康复的规律总结出基

本手法和临床路径，产后康复专业工作者要在临床实践中不断总结，正确选择适合的路径，灵活应用操作流程，揣摩手法技巧，逐渐达到手法有虚有实、虚实结合、轻重交替、刚柔相济、恰到好处，将手法技巧提高到得心应手的境界。

四、标准化操作规程是康复疗效和安全性的保证

以中医理论为基础，发挥传统医学无创、无毒副作用、简、便、廉、验的优势，使医疗手段回归本源、回归自然、返璞归真。整合传统医学和现代医学的产后康复学、物理治疗、基础护理学等临床学科各自优势，创立乳腺按摩标准化手法护理操作规程和康复治疗方案，制定各种对应的标准化临床乳腺按摩手法护理操作规程，规范了治疗操作前的有效沟通、知情同意和治疗前准备，系统规范临床乳腺按摩护理操作。规程经过多中心、大样本的临床验证，结果证实乳腺按摩标准化规程基础理论明晰，流程合理，体系完整，疗效确切，在提高疗效的同时保证康复治疗安全性，减少临床差错和不良事件的发生率，确保在治疗安全的基础上取得最佳的治疗效果。

五、标准化操作规程是正规化临床培训的教材

规程从基础理论、基本手法、治疗准备、操作流程、临床路径建立了标准化体系，作为标准化培训教材，通过对各级专业护理操作人员进行规范化培训，使乳腺按摩康复和保健护理工作标准化、规范化。同时，在临床培训教学中可以评判按摩操作手法的动作是否正确、到位、规范，使乳腺按摩推拿教学有的放矢，有利于及时纠正不规范的手法操作，提高学习者手法操作的规范性。

六、标准化操作规程是持续创新的平台

规程是临床操作的基本思路、基本手法、基本技巧、基本流程、基本知识，并对乳腺产后康复的主要临床问题的诊断、鉴别诊断、病因分类、发病机制、治疗方法、评判标准及不同治疗方法和效果均作出全面介绍，倡导临床专业工作者掌握乳腺按摩操作的核心知识，拓宽视野，在熟练规程操作的基础上，通过临床实践中不断总结思考，汲取各种治疗方法中有益的内核，启发新的思路，探索新的手法，根据临床的新问题、新分类、新技术、新标准，完善、健全乳腺按摩标准化规程，创立新的临床路径和规程，不断丰富标准化规程内涵，推动产后康复乳腺按摩技术健康可持续发展。

规程的标准化保证了基本操作手法的一致性、系统性和治疗方案的可重复性，为临床疗效判断及临床研究的对比、统计学处理奠定了科学基础。

第二节　产后乳腺按摩标准化操作规程的路径

标准化操作规程在中医学理论基础上，构建乳腺按摩基本手法，选择按摩穴位，结合物理康复治疗，根据临床常见产后泌乳问题，确立精准化、规范化、标准化流程和规程，以及手法与物理按摩综合治疗方案，建立产后乳腺按摩标准化规程的路径，系统阐述如下。

一、产后乳腺预防保健按摩标准化规程

乳房预防保健按摩作为产科的一项产后康复技术，是产后乳腺保健的有效方法。产后乳腺预防保健按摩的主要目的为：促进早泌乳，增加预期泌乳量，减少和缓解生理性乳胀，预防乳汁淤积，提高母乳喂养信心。规程针对预防保健目的，根据中医传统基础理论，设计了腺体保健、模拟吸吮、促进排乳、梳篦通乳、按摩穴位，疏通相关经脉的操作基本手法，并在流程中给予科学合理的排序、组合。对康复治疗仪的模式、条件、流程、操作均制定了标准化规范。根据产后乳腺预防保健目的、临床需求，结合传统医学推拿手法与西医康复仪按摩，整合中西医按摩治疗优势。根据流程再造理论创立的规程是科学、合理、高效的产后乳腺预防保健按摩方案。

将临床乳腺标准化按摩手法规程进行细化和量化，使操作者能够正确选择乳腺保健和康复治疗路径，规范操作前知情沟通和准备，确保患者安全。明晰治疗机制，明确临床按摩操作环节、步骤，以及每一环节的操作方法、操作要点，规范操作流程，整合中西医康复治疗手段优势，保证按摩操作的统一性、规范性和连贯性，保证临床乳腺按摩保健和康复治疗效果的可重复性。规程临床应用安全有效，简单便捷易学，疗效稳定，无创伤，无毒副作用，医疗成本低，实用性与科学性兼备，患者易于接受，社会效益和经济效益良好。建议产后母婴分离（婴儿送新生儿病房），剖宫产后24小时对哺乳困难者实施乳腺保健和康复按摩。

目的：疏通乳腺管，促进乳汁分泌，预防生理性乳胀。

前提：医患沟通，签署治疗知情同意书。

流程：总时长共约65分钟，其中仪器20分钟，手法45分钟（图16-1）。

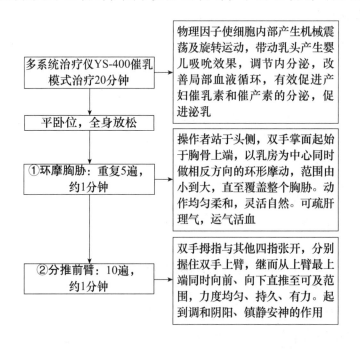

多系统治疗仪YS-400催乳模式治疗20分钟	物理因子使细胞内部产生机械震荡及旋转运动，带动乳头产生婴儿吸吮效果，调节内分泌，改善局部血液循环，有效促进产妇催乳素和催产素的分泌，促进泌乳
平卧位，全身放松	
①环摩胸胁：重复5遍，约1分钟	操作者站于头侧，双手掌面起始于胸骨上端，以乳房为中心同时做相反方向的环形摩动，范围由小到大，直至覆盖整个胸胁。动作均匀柔和，灵活自然。可疏肝理气，运气活血
②分推前臂：10遍，约1分钟	双手拇指与其他四指张开，分别握住双手上臂，继而从上臂最上端同时向前、向下直推至可及范围，力度均匀、持久、有力。起到调和阴阳、镇静安神的作用

（待续）

（续图）

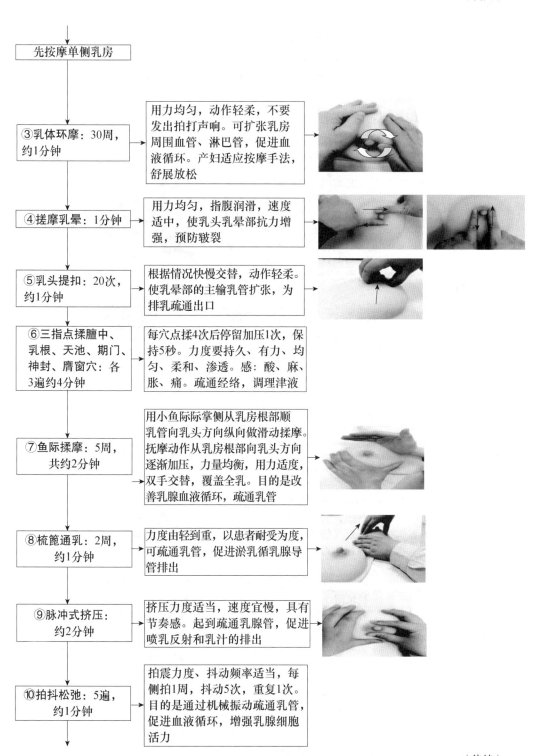

先按摩单侧乳房

③乳体环摩：30周，约1分钟 → 用力均匀，动作轻柔，不要发出拍打声响。可扩张乳房周围血管、淋巴管，促进血液循环。产妇适应按摩手法，舒展放松

④搓摩乳晕：1分钟 → 用力均匀，指腹润滑，速度适中，使乳头乳晕部抗力增强，预防皲裂

⑤乳头提扣：20次，约1分钟 → 根据情况快慢交替，动作轻柔。使乳晕部的主输乳管扩张，为排乳疏通出口

⑥三指点揉膻中、乳根、天池、期门、神封、膺窗穴：各3遍约4分钟 → 每穴点揉4次后停留加压1次，保持5秒。力度要持久、有力、均匀、柔和、渗透。感：酸、麻、胀、痛。疏通经络，调理津液

⑦鱼际揉摩：5周，共约2分钟 → 用小鱼际际掌侧从乳房根部顺乳管向乳头方向纵向做滑动揉摩。抚摩动作从乳房根部向乳头方向逐渐加压，力量均衡，用力适度，双手交替，覆盖全乳。目的是改善乳腺血液循环，疏通乳管

⑧梳篦通乳：2周，约1分钟 → 力度由轻到重，以患者耐受为度，可疏通乳管，促进淤乳循乳腺导管排出

⑨脉冲式挤压：约2分钟 → 挤压力度适当，速度宜慢，具有节奏感。起到疏通乳腺管，促进喷乳反射和乳汁的排出

⑩拍抖松弛：5遍，约1分钟 → 拍震力度、抖动频率适当，每侧拍1周，抖动5次，重复1次。目的是通过机械振动疏通乳管，促进血液循环，增强乳腺细胞活力

（待续）

（续图）

重复以上手法按摩
对侧乳房

↓

⑪点揉合谷、曲池、
少泽穴：各3遍，
约3分钟

→ 每穴掐按4次后停留加压1次，保持5秒。疏通阳维脉足少阳、手少阳，消散乳癖，消炎止痛，调理津液，消除产后疲劳

↓

⑫点揉双侧梁丘、
内关、足三里：
各10次，共3分钟

→ 每侧穴位点揉按压1分钟，疏通足阳明胃经，盛脾胃，促气血充足，扶正祛邪，消除产后疲劳

↓

⑬足背推摩：跖1、2间，
跖2、3间，直线推揉各
30次，约2分钟

→ 推揉足阳明胃经：解溪、冲阳、陷谷（跖2、3间），足厥阴肝经：太冲（跖1、2间），顺跖骨直线推揉，逐渐加力。通过反射区推揉，刺激疏通经络，抑制乳腺部位的病理冲动，改善泌乳

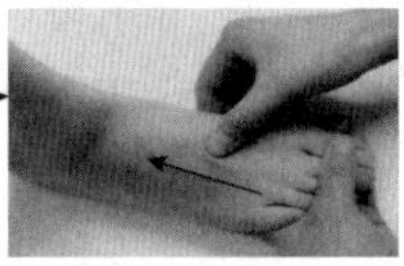

↓

协助取坐位

↓

⑭拿捏肩井：
60次，约2分钟

→ 找准穴位，每拿捏4次后停留加压1次，持续5秒。疏通阳维脉足少阳、手少阳，调理津液，消除炎症

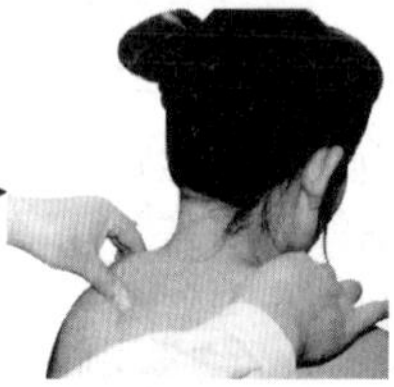

↓

⑮直摩胁肋：
60遍，约1分钟

→ 由腋下往髂嵴上方向做单方向的摩抚动作，相对快速，逐渐加力。用于肝气郁结，可疏通经络，放松肌肉

↓

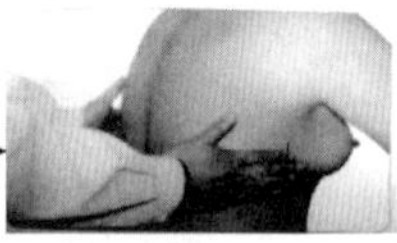

⑯搓擦胁肋：10遍，
约1分钟

→ 由腋下往髂骨方向快速前后搓擦，完成一次为一遍。用于肝气郁结，可疏通经络，放松肌肉

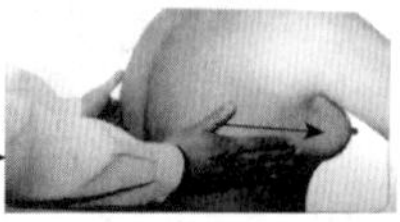

↓

协助俯卧位

↓

⑰膊揉腰背：左右两侧背
部上下各2遍，约2分钟
骈拳揉骶：2分钟

→ 膊揉腰背：揉推足太阳膀胱经风门、肺俞、厥阴俞、心俞、膈俞、肝俞、脾俞、胃俞、肾俞
骈拳揉骶：骶部上髎、次髎、中髎、下髎，穴位处加力，可加骈拳搓擦。舒筋通络，调理脾胃气血

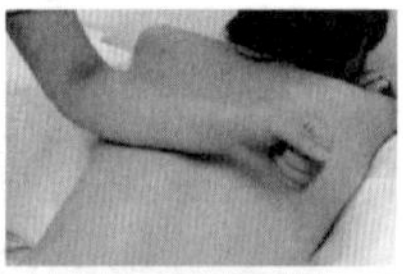

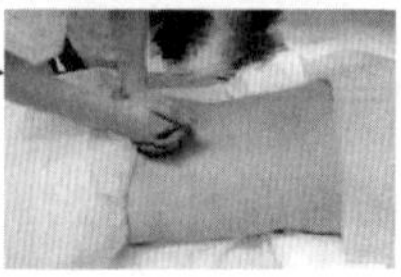

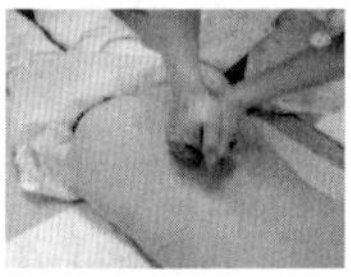

↓

调整呼吸，平卧10分钟

备注：催乳保健：①②③④⑤⑥⑦⑧⑨⑩⑪⑫⑬
　　　通络保健：①②③④⑤⑥⑦⑧⑨⑩⑪⑫⑬+⑭⑮⑯⑰

图 16-1　产后乳腺预防保健按摩标准化规程图

物理治疗　多系统治疗仪 YS-400 乳腺疏通治疗：协助产妇取舒适卧位，将固定带置于产妇胸下，打开电源，放置乳房专用电极片并妥善固定。选择催乳治疗模式，分别调节两个治疗通道的电流强度，由 0 开始，逐步增加强度，以产妇耐受度为准，一般 80 J 以上开始有效，强度越大，效果越好。

二、产后生理性乳胀按摩标准化规程

生理性乳胀定义：分娩后由于催乳素分泌，导致乳腺血液循环及泌乳量快速增加，引起乳房组织生理性水肿，乳房内结缔组织中血量及淋巴增加，此时乳房的静脉、淋巴管发生暂时性淤滞，乳腺管及周围组织膨胀，乳房肿胀变大，加上产后 48~72 小时乳汁分泌加速，大、小腺管都充满了乳汁，乳房明显肿胀，变硬胀痛，严重时双乳紧绷发亮，甚至衣服接触都有触痛，临床称为生理性乳胀。体检：两侧乳房同时出现明显的充盈及肿胀，外观紧绷而发亮，肿胀硬度Ⅱ～Ⅲ度；疼痛和触痛明显，疼痛视觉模拟评分≥5 分，但挤压时无乳汁或仅有少量乳汁。B 超示乳管无明显扩张，光点增强，分布均匀。

目的：缓解产后生理性乳胀的症状。

准备：医患沟通，签署治疗知情同意书。

流程：总用时 105 分钟，其中仪器 30 分钟，手法 45 分钟，其他 30 分钟（图 16-2）。

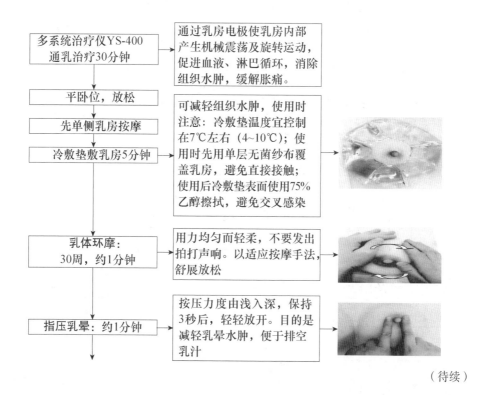

（待续）

（续图）

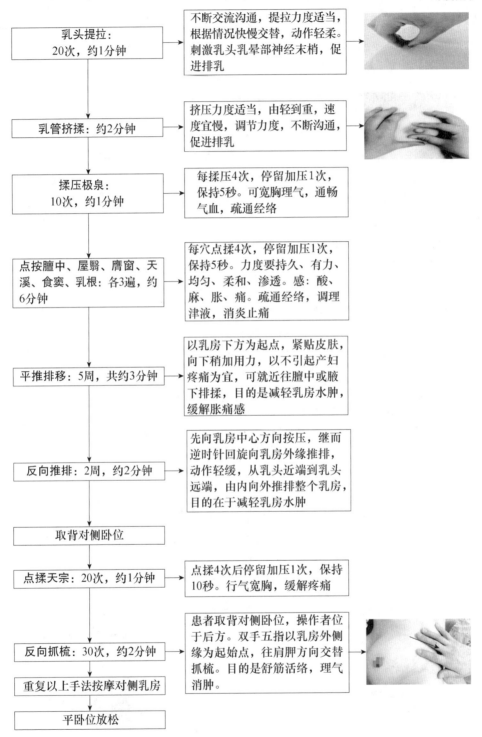

乳头提拉：
20次，约1分钟
→ 不断交流沟通，提拉力度适当，根据情况快慢交替，动作轻柔。刺激乳头乳晕部神经末梢，促进排乳

乳管挤揉：约2分钟
→ 挤压力度适当，由轻到重，速度宜慢，调节力度，不断沟通，促进排乳

揉压极泉：
10次，约1分钟
→ 每揉压4次，停留加压1次，保持5秒。可宽胸理气，通畅气血，疏通经络

点按膻中、屋翳、膺窗、天溪、食窦、乳根：各3遍，约6分钟
→ 每穴点揉4次，停留加压1次，保持5秒。力度要持久、有力、均匀、柔和、渗透。感：酸、麻、胀、痛。疏通经络，调理津液，消炎止痛

平推排移：5周，共约3分钟
→ 以乳房下方为起点，紧贴皮肤，向下稍加用力，以不引起产妇疼痛为宜，可就近往膻中或腋下排揉，目的是减轻乳房水肿，缓解胀痛感

反向推排：2周，约2分钟
→ 先向乳房中心方向按压，继而逆时针回旋向乳房外缘推排，动作轻缓，从乳头近端到乳头远端，由内向外推排整个乳房，目的在于减轻乳房水肿

取背对侧卧位

点揉天宗：20次，约1分钟
→ 点揉4次后停留加压1次，保持10秒。行气宽胸，缓解疼痛

反向抓梳：30次，约2分钟
→ 患者取背对侧卧位，操作者位于后方。双手五指以乳房外侧缘为起始点，往肩胛方向交替抓梳。目的是舒筋活络，理气消肿。

重复以上手法按摩对侧乳房

平卧位放松

（待续）

（续图）

直摩胁肋：共60遍，约1分钟	由腋下往髂嵴上做单方向的摩抚动作，相对快速，逐渐加力。用于肝气郁结，可疏通经络，放松肌肉	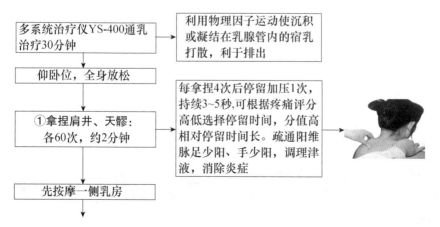
搓擦胁肋：共10遍，约1分钟	由腋下往髂骨方向快速前后搓擦，完成一次为一遍。用于肝气郁结，可疏通经络，放松肌肉	
点揉合谷穴、掐按少泽穴：各5次，约1分钟	每点揉4次后持续按压1次，维持约5秒。消散乳癖，消炎止痛	
双乳乳体环摩：每侧30周，共约2分钟	交替进行，结束动作，速度适当加快，缓解按摩不适，增强舒适感	
医用冷敷贴冷敷30分钟	进一步缓解乳腺组织水肿，消炎止痛	

图 16-2　产后生理性乳胀按摩标准化规程图

物理治疗　多系统治疗仪 YS-400 乳腺疏通治疗：协助产妇取舒适卧位，将固定带置于产妇胸下，打开电源，放置乳房专用电极片并妥善固定。选择通乳治疗模式，分别调节两个治疗通道的电流强度，由 0 开始，逐步增加强度，一般 80 J 以上开始有效，强度越大，效果越好。

三、单纯性乳汁淤积按摩标准化规程

目的：排出淤积的乳汁，保持乳腺管通畅。

前提：医患沟通，签署治疗知情同意书。

流程：总时长约 80 分钟，其中仪器 30 分钟，手法 50 分钟（图 16-3）。

多系统治疗仪YS-400通乳治疗30分钟	利用物理因子运动使沉积或凝结在乳腺管内的宿乳打散，利于排出	
仰卧位，全身放松		
①拿捏肩井、天髎：各60次，约2分钟	每拿捏4次后停留加压1次，持续3~5秒，可根据疼痛评分高低选择停留时间，分值高相对停留时间长。疏通阳维脉足少阳、手少阳，调理津液，消除炎症	
先按摩一侧乳房		

（待续）

（续图）

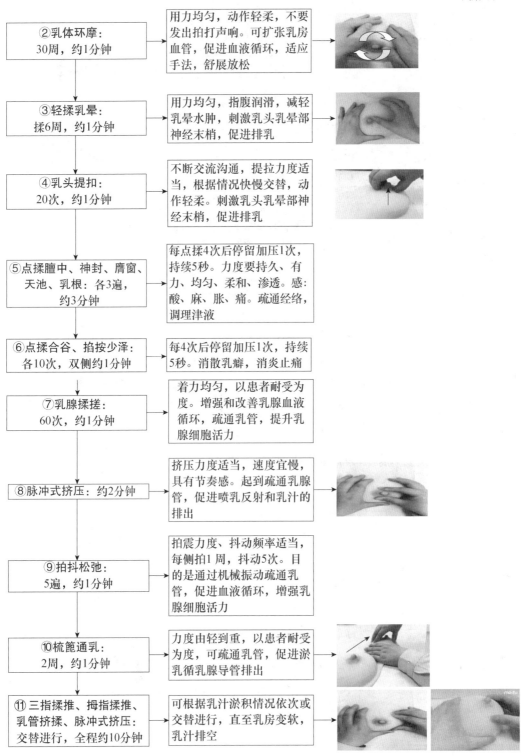

②乳体环摩：30周，约1分钟	用力均匀，动作轻柔，不要发出拍打声响。可扩张乳房血管，促进血液循环，适应手法，舒展放松	
③轻揉乳晕：揉6周，约1分钟	用力均匀，指腹润滑，减轻乳晕水肿，刺激乳头乳晕部神经末梢，促进排乳	
④乳头提扣：20次，约1分钟	不断交流沟通，提拉力度适当，根据情况快慢交替，动作轻柔。刺激乳头乳晕部神经末梢，促进排乳	
⑤点揉膻中、神封、膺窗、天池、乳根：各3遍，约3分钟	每点揉4次后停留加压1次，持续5秒。力度要持久、有力、均匀、柔和、渗透。感：酸、麻、胀、痛。疏通经络，调理津液	
⑥点揉合谷、掐按少泽：各10次，双侧约1分钟	每4次后停留加压1次，持续5秒。消散乳癖，消炎止痛	
⑦乳腺揉搓：60次，约1分钟	着力均匀，以患者耐受为度。增强和改善乳腺血液循环，疏通乳管，提升乳腺细胞活力	
⑧脉冲式挤压：约2分钟	挤压力度适当，速度宜慢，具有节奏感。起到疏通乳腺管，促进喷乳反射和乳汁的排出	
⑨拍抖松弛：5遍，约1分钟	拍震力度、抖动频率适当，每侧拍1周，抖动5次。目的是通过机械振动疏通乳管，促进血液循环，增强乳腺细胞活力	
⑩梳篦通乳：2周，约1分钟	力度由轻到重，以患者耐受为度，可疏通乳管，促进淤乳循乳腺导管排出	
⑪三指揉推、拇指揉推、乳管挤揉、脉冲式挤压：交替进行，全程约10分钟	可根据乳汁淤积情况依次或交替进行，直至乳房变软，乳汁排空	

（待续）

（续图）

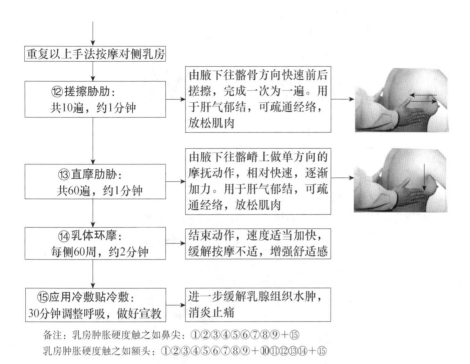

重复以上手法按摩对侧乳房

⑫搓擦胁肋：
共10遍，约1分钟 → 由腋下往髂骨方向快速前后搓擦，完成一次为一遍。用于肝气郁结，可疏通经络，放松肌肉

⑬直摩肋胁：
共60遍，约1分钟 → 由腋下往髂嵴上做单方向的摩抚动作，相对快速，逐渐加力。用于肝气郁结，可疏通经络，放松肌肉

⑭乳体环摩：
每侧60周，约2分钟 → 结束动作，速度适当加快，缓解按摩不适，增强舒适感

⑮应用冷敷贴冷敷：
30分钟调整呼吸，做好宣教 → 进一步缓解乳腺组织水肿，消炎止痛

备注：乳房肿胀硬度触之如鼻尖：①②③④⑤⑥⑦⑧⑨＋⑮
　　　乳房肿胀硬度触之如额头：①②③④⑤⑥⑦⑧⑨＋⑩⑪⑫⑬⑭＋⑮

图 16-3　单纯性乳汁淤积按摩标准化规程图

物理治疗　多系统治疗仪 YS-400 乳腺疏通治疗：协助产妇取舒适卧位，将固定带置于产妇胸下，打开电源，放置乳房专用电极片并妥善固定。选择乳腺治疗模式，分别调节两个治疗通道的电流强度，由 0 开始，逐步增加强度，一般 80 J 以上开始有效，强度越大，效果越好。

四、乳汁淤积伴硬结按摩标准化规程

乳汁淤积伴硬结：产后由于乳房胀痛、产后焦虑、切口疼痛、哺乳姿势及含接不正确、乳头皲裂、乳头发育不良、婴儿吸吮困难、乳汁过多、吸吮不够等多种原因导致的乳汁排出不畅，乳汁在乳管内淤积，称为乳汁淤积症。淤积乳汁和乳汁成分分解产物产生炎症刺激，导致周围炎症浸润和组织增生水肿，形成积乳硬结。表现为乳房胀满，肿胀的硬度Ⅱ～Ⅲ度，中～重度疼痛，可伴有发热（≤38 ℃）。检查乳房胀满，表面皮肤正常，伴有淤乳硬结，质地软或中等，肿块不移动，表面光滑，有压痛，与之相对应的乳管无乳汁排出，腋窝淋巴结无肿大，白细胞正常。B 超示乳管各级多形性扩张，可见单个或多个液性无回声区管腔，边界清楚整齐，后壁后方回声增强。

目的：消除硬结，疏通乳腺。

前提：医患沟通，签署治疗知情同意书。

流程：总时长共约 90 分钟，其中仪器 30 分钟，手法 60 分钟（图 16-4）。

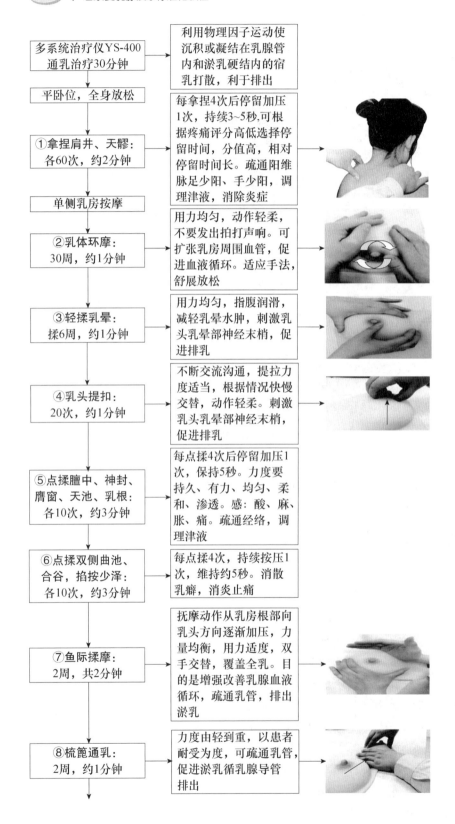

| 多系统治疗仪YS-400 通乳治疗30分钟 | → | 利用物理因子运动使沉积或凝结在乳腺管内和淤乳硬结内的宿乳打散，利于排出 |

平卧位，全身放松

| ①拿捏肩井、天髎：各60次，约2分钟 | → | 每拿捏4次后停留加压1次，持续3~5秒，可根据疼痛评分高低选择停留时间，分值高，相对停留时间长。疏通阳维脉足少阳，手少阳，调理津液，消除炎症 |

单侧乳房按摩

| ②乳体环摩：30周，约1分钟 | → | 用力均匀，动作轻柔，不要发出拍打声响。可扩张乳房周围血管，促进血液循环。适应手法，舒展放松 |

| ③轻揉乳晕：揉6周，约1分钟 | → | 用力均匀，指腹润滑，减轻乳晕水肿，刺激乳头乳晕部神经末梢，促进排乳 |

| ④乳头提扣：20次，约1分钟 | → | 不断交流沟通，提拉力度适当，根据情况快慢交替，动作轻柔。刺激乳头乳晕部神经末梢，促进排乳 |

| ⑤点揉膻中、神封、膺窗、天池、乳根：各10次，约3分钟 | → | 每点揉4次后停留加压1次，保持5秒。力度要持久、有力、均匀、柔和、渗透。感：酸、麻、胀、痛。疏通经络，调理津液 |

| ⑥点揉双侧曲池、合谷，掐按少泽：各10次，约3分钟 | → | 每点揉4次，持续按压1次，维持约5秒。消散乳癖，消炎止痛 |

| ⑦鱼际揉摩：2周，共2分钟 | → | 抚摩动作从乳房根部向乳头方向逐渐加压，力量均衡，用力适度，双手交替，覆盖全乳。目的是增强改善乳腺血液循环，疏通乳管，排出淤乳 |

| ⑧梳篦通乳：2周，约1分钟 | → | 力度由轻到重，以患者耐受为度，可疏通乳管，促进淤乳循乳腺导管排出 |

（待续）

（续图）

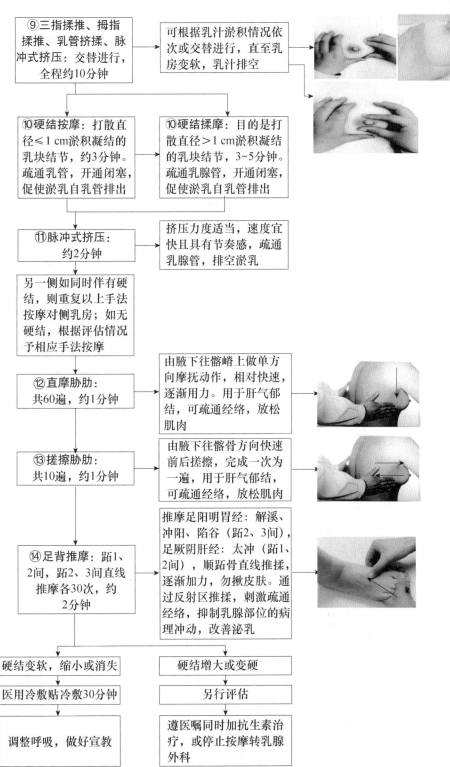

⑨三指揉推、拇指揉推、乳管挤揉、脉冲式挤压：交替进行，全程约10分钟 → 可根据乳汁淤积情况依次或交替进行，直至乳房变软，乳汁排空

⑩硬结按摩：打散直径≤1 cm淤积凝结的乳块结节，约3分钟。疏通乳管，开通闭塞，促使淤乳自乳管排出

⑩硬结揉摩：目的是打散直径>1 cm淤积凝结的乳块结节，3~5分钟。疏通乳腺管，开通闭塞，促使淤乳自乳管排出

⑪脉冲式挤压：约2分钟 → 挤压力度适当，速度宜快且具有节奏感，疏通乳腺管，排空淤乳

另一侧如同时伴有硬结，则重复以上手法按摩对侧乳房；如无硬结，根据评估情况予相应手法按摩

⑫直摩胁肋：共60遍，约1分钟 → 由腋下往髂嵴上做单方向摩抚动作，相对快速，逐渐用力。用于肝气郁结，可疏通经络，放松肌肉

⑬搓擦胁肋：共10遍，约1分钟 → 由腋下往髂骨方向快速前后搓擦，完成一次为一遍，用于肝气郁结，可疏通经络，放松肌肉

⑭足背推摩：跖1、2间，跖2、3间直线推摩各30次，约2分钟 → 推摩足阳明胃经：解溪、冲阳、陷谷（跖2、3间），足厥阴肝经：太冲（跖1、2间），顺跖骨直线推揉，逐渐加力，勿揪皮肤。通过反射区推揉，刺激疏通经络，抑制乳腺部位的病理冲动，改善泌乳

硬结变软，缩小或消失 → 医用冷敷贴冷敷30分钟 → 调整呼吸，做好宣教

硬结增大或变硬 → 另行评估 → 遵医嘱同时加抗生素治疗，或停止按摩转乳腺外科

备注：如果硬结大或数量多，则重复⑩和⑪步骤

图16-4 乳汁淤积伴硬结按摩标准化规程图

物理治疗　多系统治疗仪 YS-400 乳腺阻塞治疗：协助产妇取舒适卧位，将固定带置于产妇胸下，打开电源，放置乳房专用电极片并妥善固定。选择通乳治疗模式，分别调节两个治疗通道的电流强度，由 0 开始，逐步增加强度，一般 80 J 以上开始有效，强度越大，效果越好。

五、产后缺乳少乳按摩标准化规程

产后缺乳是哺乳期产妇常见病证，是指产后乳汁甚少，或全无，不能满足哺乳的需要。中医称"产后乳汁不行""无乳""乳难"等，其发生率占产妇的 20%～30%，呈现出逐年上升的趋势。乳腺按摩是产后缺乳治疗的重要手段，如何建立标准化的乳腺按摩规程，确保按摩疗效，促进泌乳，提高母乳喂养率，规范临床治疗操作和引领市场发展，已经成为临床护理乳腺按摩研究的热点。结合流程再造理论，将产后缺乳的评估、知情同意、康复仪和手法按摩前准备、基本手法、临床路径、疗效判断等基本要素综合，创建了产后缺乳按摩标准化规程。根据产后缺乳的病因、发病机制和临床治疗经验，对治疗流程进行科学组合；对康复治疗仪的模式、条件、流程、操作均制定了标准化规范。根据产后缺乳少乳的治疗原则，结合传统医学推拿手法与西医康复仪按摩，整合中西医按摩治疗优势。康复仪通过低频脉冲摩擦产生热效应，促进血液循环，增强细胞活力，疏通乳管，增加泌乳。充分发挥物理按摩与手法按摩各自优势，提升疗效。

辨证要点：乳房有无胀痛；乳汁的浓淡。

虚：乳房松软柔软，挤压乳汁点滴而出，质稀。

实：乳房胀满疼痛，挤压乳汁疼痛难出，质稠。

（1）气血亏虚：产后乳房软，不胀不痛，乳汁量少而清稀，不足以喂养婴儿，须经数小时的储存蓄积，乳房方有胀满感，乳儿吸吮既空，乳汁不能及时分泌补充，等待一定时间后乳汁再度蕴积，如此反复。多伴漏乳，神疲食少，面色少华，头晕，心悸，便溏，舌淡少苔或薄白，脉细弱。

（2）肝气郁滞：产妇乳房胀痛，无包块，乳头疼痛不能触衣，乳汁黏稠，乳汁呈奶白色，乳儿吸吮困难，伴胸胁胃脘胀满，纳呆食少，脉弦滑。

（3）痰湿壅阻：乳汁甚少、无乳或漏乳，乳汁稀少，乳房硕大或下垂不胀满，体倦乏力，体肥胖，脘腹胀，胸闷呕恶，纳少便溏，或食多乳汁少，舌淡胖苔腻，脉弦滑。

（4）淤血阻滞：乳汁不行，乳房疼痛拒按或乳房柔软，少腹疼痛拒按，恶露不行或恶露不绝而量少，色紫暗而有块，面色青白，舌质黯紫，或舌边有瘀斑，脉沉紧或弦涩。

目的：促进泌乳，促进母乳喂养。

前提：医患沟通，签署治疗知情同意书。

流程：总时长约 90 分钟，其中仪器 30 分钟，手法 60 分钟（图 16-5）。

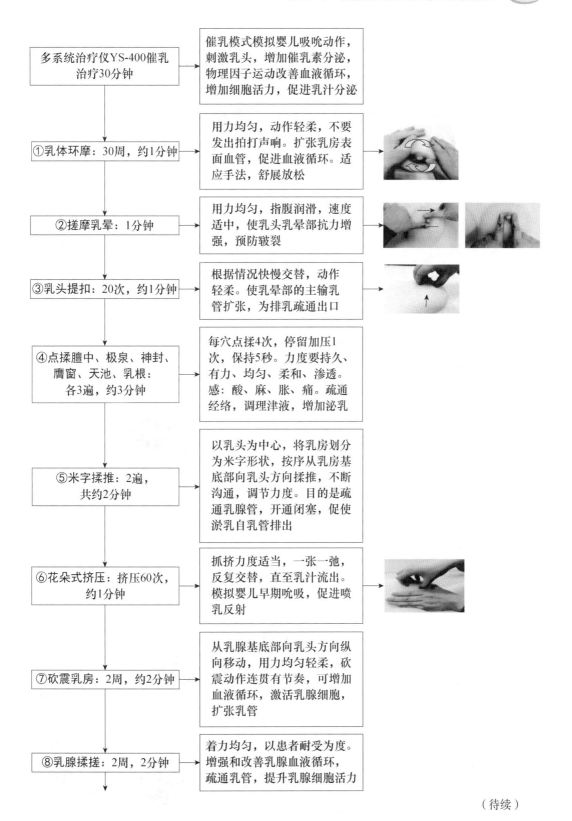

| 多系统治疗仪YS-400催乳治疗30分钟 | 催乳模式模拟婴儿吸吮动作，刺激乳头，增加催乳素分泌，物理因子运动改善血液循环，增加细胞活力，促进乳汁分泌 |

①乳体环摩：30周，约1分钟 → 用力均匀，动作轻柔，不要发出拍打声响。扩张乳房表面血管，促进血液循环。适应手法，舒展放松

②搓摩乳晕：1分钟 → 用力均匀，指腹润滑，速度适中，使乳头乳晕部抗力增强，预防皲裂

③乳头提扣：20次，约1分钟 → 根据情况快慢交替，动作轻柔。使乳晕部的主输乳管扩张，为排乳疏通出口

④点揉膻中、极泉、神封、膺窗、天池、乳根：各3遍，约3分钟 → 每穴点揉4次，停留加压1次，保持5秒。力度要持久、有力、均匀、柔和、渗透。感：酸、麻、胀、痛。疏通经络，调理津液，增加泌乳

⑤米字揉推：2遍，共约2分钟 → 以乳头为中心，将乳房划分为米字形状，按序从乳房基底部向乳头方向揉推，不断沟通，调节力度。目的是疏通乳腺管，开通闭塞，促使淤乳自乳管排出

⑥花朵式挤压：挤压60次，约1分钟 → 抓挤力度适当，一张一弛，反复交替，直至乳汁流出。模拟婴儿早期吮吸，促进喷乳反射

⑦砍震乳房：2周，约2分钟 → 从乳腺基底部向乳头方向纵向移动，用力均匀轻柔，砍震动作连贯有节奏，可增加血液循环，激活乳腺细胞，扩张乳管

⑧乳腺揉搓：2周，2分钟 → 着力均匀，以患者耐受为度。增强和改善乳腺血液循环，疏通乳管，提升乳腺细胞活力

（待续）

（续图）

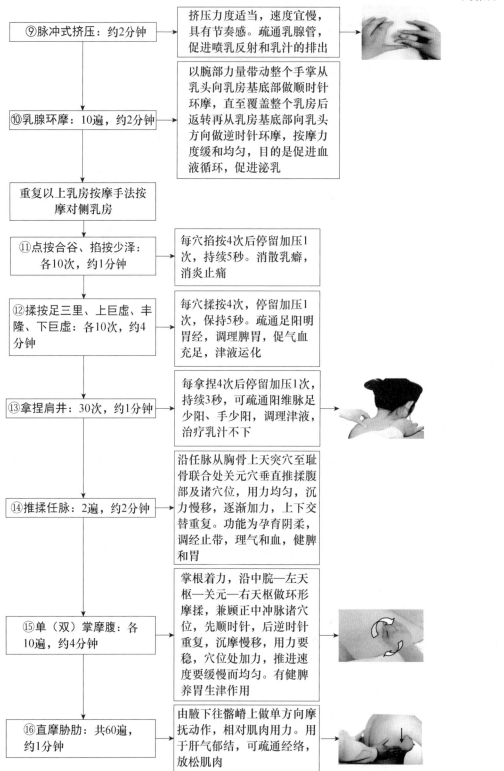

⑨脉冲式挤压：约2分钟 → 挤压力度适当，速度宜慢，具有节奏感。疏通乳腺管，促进喷乳反射和乳汁的排出

⑩乳腺环摩：10遍，约2分钟 → 以腕部力量带动整个手掌从乳头向乳房基底部做顺时针环摩，直至覆盖整个乳房后返转再从乳房基底部向乳头方向做逆时针环摩，按摩力度缓和均匀，目的是促进血液循环，促进泌乳

重复以上乳房按摩手法按摩对侧乳房

⑪点按合谷、掐按少泽：各10次，约1分钟 → 每穴掐按4次后停留加压1次，持续5秒。消散乳癖，消炎止痛

⑫揉按足三里、上巨虚、丰隆、下巨虚：各10次，约4分钟 → 每穴揉按4次，停留加压1次，保持5秒。疏通足阳明胃经，调理脾胃，促气血充足，津液运化

⑬拿捏肩井：30次，约1分钟 → 每拿捏4次后停留加压1次，持续3秒，可疏通阳维脉足少阳、手少阳，调理津液，治疗乳汁不下

⑭推揉任脉：2遍，约2分钟 → 沿任脉从胸骨上天突穴至耻骨联合处关元穴垂直推揉腹部及诸穴位，用力均匀，沉力慢移，逐渐加力，上下交替重复。功能为孕育阴柔，调经止带，理气和血，健脾和胃

⑮单（双）掌摩腹：各10遍，约4分钟 → 掌根着力，沿中脘—左天枢—关元—右天枢做环形摩揉，兼顾正中冲脉诸穴位，先顺时针，后逆时针重复，沉摩慢移，用力要稳，穴位处加力，推进速度要缓慢而均匀。有健脾养胃生津作用

⑯直摩胁肋：共60遍，约1分钟 → 由腋下往髂嵴上做单方向摩抚动作，相对肌肉用力。用于肝气郁结，可疏通经络，放松肌肉

（待续）

（续图）

⑰搓擦胁肋：10遍，约1分钟 → 由腋下往髂骨方向快速前后搓擦，完成一次为一遍。用于肝气郁结，可疏通经络，放松肌肉

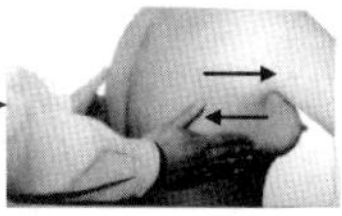

⑱足背推摩：跖1、2间，跖2、3间，直线推揉各30次，约2分钟 → 推揉足阳明胃经：解溪、冲阳、陷谷（跖2、3间），足厥阴肝经：太冲（跖1、2间），顺跖骨直线推揉，逐渐加力。感热、酸、胀。通过反射区推揉，刺激疏通经络，抑制乳腺部位的病理冲动，改善泌乳

俯卧位，全身放松

⑲膊擦腰背：上下各2遍，2分钟
骈拳擦骶：上下各2遍，2分钟 → 膊擦腰背：揉推膀胱经风门、肺俞、厥阴俞、心俞、膈俞、肝俞、脾俞、胃俞、肾俞；骈拳擦骶：骶部上髎、次髎、中髎、下髎,穴位处加力，可加骈拳搓擦。舒筋通络，调理脾胃，调理气血

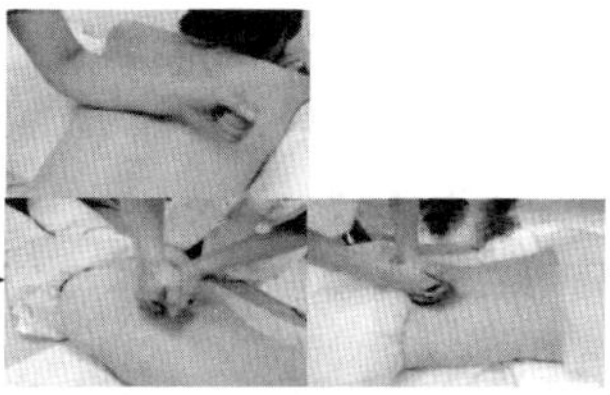

⑳双手捏脊：3遍，约3分钟 → 双手沿脊柱捏拿，结合连贯，柔和渗透，感酸胀。疏通膀胱经，补虚劳，化湿滞，舒筋活络，消除疲劳

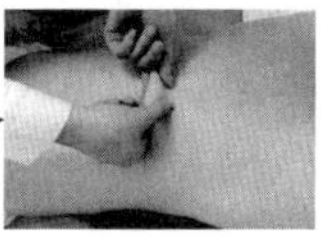

随证加减或强化对症穴位按摩

气血亏虚	肝气郁滞	痰湿壅阻	淤血阻滞
拇指点按足三里、三阴交、阴陵泉、脾俞、胃俞各10次，约2分钟	拇指点按合谷、太冲、内关、行间、期门、肝俞、胆俞各10次，约2分钟	拇指点按丰隆、中脘、内关各10次，约2分钟	拇指点按膈俞、血海、中都、三阴交、大陵各10次，约2分钟

饮温水200 ml → 增加水分，促进泌乳

调整呼吸，平卧10分钟做好催乳饮食指导

备注：基础手法①②③④⑤⑥⑦⑧⑨⑩⑪⑫
根据病人情况及对穴位按摩的接受程度（全部或部分）选择规程中按摩手法及穴位，根据病因随证加减或强化对症穴位

图 16-5　产后缺乳少乳按摩标准化规程图

物理治疗　多系统治疗仪 YS-400 催乳治疗。产妇取平卧位或床头抬高 15°～30°，以产妇感觉舒适为宜，将固定带置于产妇胸部下方。打开电源开关，放置乳房专用治疗片，并用固定带固定好。选择乳腺治疗模式，分别调整两个治疗通道的治疗强度，由 0 逐步增大强度，多数产妇 80 J 以上开始有效，强度越大，效果越好。

六、产后急性乳腺炎浸润期按摩标准化规程

急性乳腺炎浸润期：乳房胀满重度疼痛，可伴有发热（≤38 ℃）。检查乳房表面皮肤正常，伴有乳腺肿块，边界不清，不可移动，质地中等，压痛明显，局部有牵拉痛，与之相对应的乳管无乳汁排出，无或伴有腋窝淋巴结肿大，白细胞计数轻度升高或正常。B 超提示腺体增厚肿大，肿块边缘不清，结构紊乱，周边有声晕，明显压痛，后方回声稍增强，病灶内无液性暗区。周围组织回声模糊，可触及肿大压痛腋窝淋巴结，病灶周围血管增生，血流增强。B 超检查结果可与乳汁淤积鉴别。

中医辨证为气滞热壅证。主症，乳汁淤积结块，乳内胀痛难忍；脉弦数。次症，肿块局部皮色不变或微红；恶寒发热；头痛，周身酸痛；口渴，便秘。

临床可分两型：①肝气郁结证，兼见胸闷胁痛，呕逆，纳呆，脉弦，苔白。②胃热壅盛证，兼见口渴欲饮，或恶心呕吐，口臭，便秘，苔黄腻，脉滑数。

目的：及时排空乳汁，避免炎症发展，持续有效的母乳喂养。

前提：医患沟通，签署治疗知情同意书。

疗程：3～5 天，一般不超过 2 个疗程。

流程：总时长约 60 分钟，均为手法（图 16-6）。

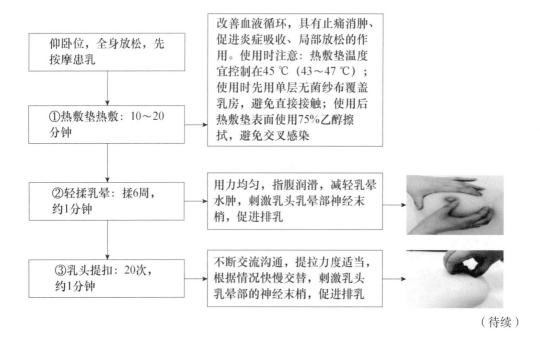

（待续）

（续图）

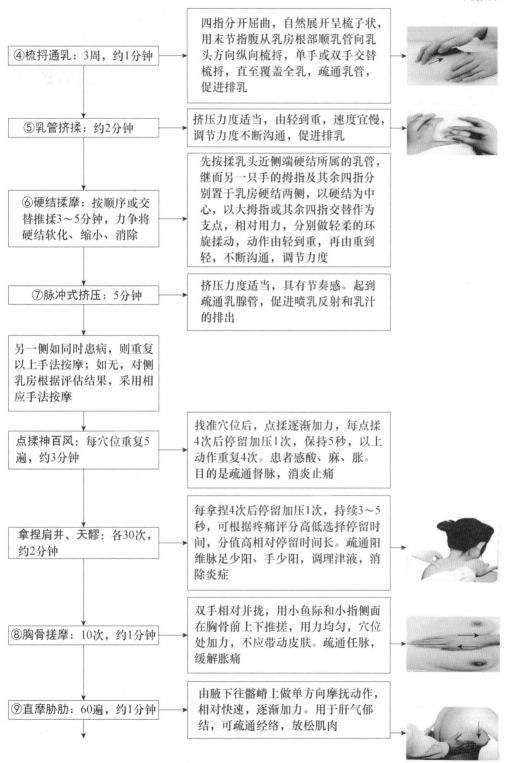

④梳捋通乳：3周，约1分钟 → 四指分开屈曲，自然展开呈梳子状，用末节指腹从乳房根部顺乳管向乳头方向纵向梳捋，单手或双手交替梳捋，直至覆盖全乳，疏通乳管，促进排乳

⑤乳管挤揉：约2分钟 → 挤压力度适当，由轻到重，速度宜慢，调节力度不断沟通，促进排乳

⑥硬结揉摩：按顺序或交替推揉3～5分钟，力争将硬结软化、缩小、消除 → 先按揉乳头近侧端硬结所属的乳管，继而另一只手的拇指及其余四指分别置于乳房硬结两侧，以硬结为中心，以大拇指或其余四指交替作为支点，相对用力，分别做轻柔的环旋揉动，动作由轻到重，再由重到轻，不断沟通，调节力度

⑦脉冲式挤压：5分钟 → 挤压力度适当，具有节奏感。起到疏通乳腺管，促进喷乳反射和乳汁的排出

另一侧如同时患病，则重复以上手法按摩；如无，对侧乳房根据评估结果，采用相应手法按摩

点揉神百风：每穴位重复5遍，约3分钟 → 找准穴位后，点揉逐渐加力，每点揉4次后停留加压1次，保持5秒，以上动作重复4次。患者感酸、麻、胀。目的是疏通督脉，消炎止痛

拿捏肩井、天髎：各30次，约2分钟 → 每拿捏4次后停留加压1次，持续3～5秒，可根据疼痛评分高低选择停留时间，分值高相对停留时间长。疏通阳维脉足少阳、手少阳，调理津液，消除炎症

⑧胸骨搓摩：10次，约1分钟 → 双手相对并拢，用小鱼际和小指侧面在胸骨前上下推搓，用力均匀，穴位处加力，不应带动皮肤。疏通任脉，缓解胀痛

⑨直摩胁肋：60遍，约1分钟 → 由腋下往髂嵴上做单方向摩抚动作，相对快速，逐渐加力。用于肝气郁结，可疏通经络，放松肌肉

（待续）

（续图）

⑩搓擦胁肋：共10遍，约1分钟 → 由腋下往髂骨方向快速前后搓擦，完成一次为一遍。用于肝气郁结，可疏通经络，放松肌肉

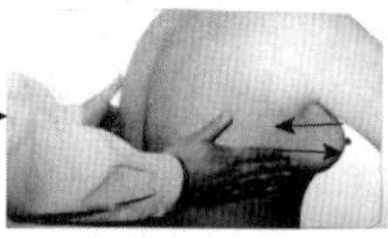

点揉膻中、膺窗、乳根、屋翳、天溪、食窦、日月、天宗：各3遍，约3分钟 → 每点揉4次后停留1次，持续5秒。力度要持久、有力、均匀、柔和、渗透。感：酸、麻、胀、痛。疏通经络，调理津液，消炎止痛

点揉双侧曲池、合谷，掐按少泽穴：各3遍，2分钟 → 每穴4次后停留加压1次，持续5秒。消散乳癖，消炎止痛

点揉双侧梁丘：各3遍，1分钟 → 每穴4次后停留加压1次，持续5秒。疏通足阳明胃经，盛脾胃，促气血充足，扶正祛邪

点揉双侧阴陵泉、三阴交、阳陵泉：各3遍，2分钟

⑪足背推摩：跖1、2间，跖2、3间直线推揉各30次，约2分钟 → 推揉足阳明胃经：解溪、冲阳、陷谷（跖2、3间），足厥阴肝经：太冲（跖1、2间），顺跖骨直线推揉，逐渐加力。通过反射区推揉，刺激疏通经络，抑制乳腺部位的病理冲动，改善泌乳 →

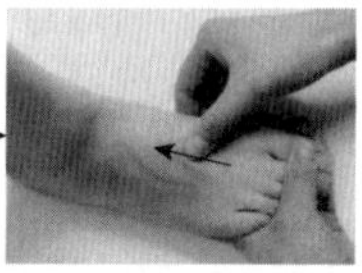

分型随证加减对症穴位按摩（根据病情和经验增减，可有交叉）

| 肝气郁结 加双侧内关、太冲、行间、期门、肝俞、膈俞各3遍，约3分钟 | 胃热壅滞 加双侧内庭、足三里、胃俞、督各3遍，约2分钟 | 发热明显 加点揉双侧风池、曲池、合谷。降温镇静 |

定期检查：B超、白细胞、体温

硬结变软、缩小或消失；白细胞、体温下降；B超肿块缩小，血流减少

硬结增大或变硬；白细胞、体温升高；B超肿块增大，出现液性暗区

调整呼吸，平卧10分钟，做好宣教

转乳腺外科治疗

图 16-6　产后急性乳腺炎浸润期按摩标准化规程图

备注：基础手法①②③④⑤⑥⑦⑧⑨⑩⑪

根据病人的情况及对穴位按摩的接受程度，选择规程中所有穴位或选择规程中部分重点穴位，如肩井、膻中、天宗、合谷、少泽，并根据患者的病因及症状对症穴位按摩

注：疗效评估包括全部症状、体征、辅助检查的发展变化全过程

七、产后乳房塑形按摩标准化规程

"两孩政策"放开后，二胎和高龄产妇比例不断升高，90%产妇哺乳后出现乳腺康复塑形问题。目前85后及90后的年轻妈妈成为生育主要人群，区别于上一辈，她们有更加开放的视野和时尚的健康生活理念，更加重视生活质量，对产后健康和美丽充满期待，产后乳腺康复塑形需求增加。

目前对产后乳腺塑形的理论基础和康复机制研究非常薄弱，临床治疗手段缺乏，水平不高，康复治疗时间不够，导致临床康复塑形疗效与产妇的实际需求和疗效期待尚有较大差距，有待探索和发现新的治疗仪器和治疗手段，以提高临床乳腺康复塑形疗效。

倡导在医院内有限的治疗期间，在产后乳腺康复塑形按摩标准化规程基础上，将适当改良简化的乳腺康复塑形自我按摩保健方法教会产妇，建议产妇在产后半年到1年内坚持自我保健按摩，配合体能训练，以获得较好疗效。从卫生经济学角度看，手法乳腺按摩康复塑形的优势在于经济、方便、便于传授、易于学习。因此，推广规范化、标准化的手法乳房按摩康复塑形治疗符合中国国情，顺应市场需求潮流，值得大力推广。

目的：增强断乳后乳房组织弹性，加快组织修复，促进乳房塑形归位。

流程：总时长共约80分钟，其中仪器30分钟，手法50分钟（图16-7）。

物理治疗　多系统治疗仪YS-400塑形治疗：协助产妇取舒适卧位，将固定带置于产妇胸下，打开电源，放置乳房专用电极片并妥善固定。选择塑形治疗模式，分别

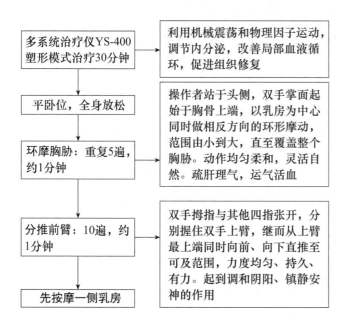

多系统治疗仪YS-400塑形模式治疗30分钟 → 利用机械震荡和物理因子运动，调节内分泌，改善局部血液循环，促进组织修复

平卧位，全身放松

环摩胸胁：重复5遍，约1分钟 → 操作者站于头侧，双手掌面起始于胸骨上端，以乳房为中心同时做相反方向的环形摩动，范围由小到大，直至覆盖整个胸胁。动作均匀柔和，灵活自然。疏肝理气，运气活血

分推前臂：10遍，约1分钟 → 双手拇指与其他四指张开，分别握住双手上臂，继而从上臂最上端同时向前、向下直推至可及范围，力度均匀、持久、有力。起到调和阴阳、镇静安神的作用

先按摩一侧乳房

（待续）

（续图）

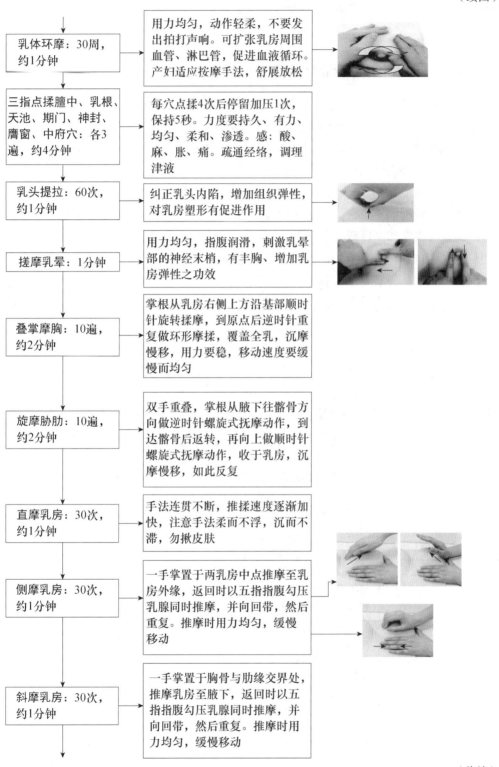

乳体环摩：30周，约1分钟	用力均匀，动作轻柔，不要发出拍打声响。可扩张乳房周围血管、淋巴管，促进血液循环。产妇适应按摩手法，舒展放松
三指点揉膻中、乳根、天池、期门、神封、膺窗、中府穴：各3遍，约4分钟	每穴点揉4次后停留加压1次，保持5秒。力度要持久、有力、均匀、柔和、渗透。感：酸、麻、胀、痛。疏通经络，调理津液
乳头提拉：60次，约1分钟	纠正乳头内陷，增加组织弹性，对乳房塑形有促进作用
搓摩乳晕：1分钟	用力均匀，指腹润滑，刺激乳晕部的神经末梢，有丰胸、增加乳房弹性之功效
叠掌摩胸：10遍，约2分钟	掌根从乳房右侧上方沿基部顺时针旋转揉摩，到原点后逆时针重复做环形摩揉，覆盖全乳，沉摩慢移，用力要稳，移动速度要缓慢而均匀
旋摩胁肋：10遍，约2分钟	双手重叠，掌根从腋下往髂骨方向做逆时针螺旋式抚摩动作，到达髂骨后返转，再向上做顺时针螺旋式抚摩动作，收于乳房，沉摩慢移，如此反复
直摩乳房：30次，约1分钟	手法连贯不断，推揉速度逐渐加快，注意手法柔而不浮，沉而不滞，勿揪皮肤
侧摩乳房：30次，约1分钟	一手掌置于两乳房中点推摩至乳房外缘，返回时以五指指腹勾压乳腺同时推摩，并向回带，然后重复。推摩时用力均匀，缓慢移动
斜摩乳房：30次，约1分钟	一手掌置于胸骨与肋缘交界处，推摩乳房至腋下，返回时以五指指腹勾压乳腺同时推摩，并向回带，然后重复。推摩时用力均匀，缓慢移动

（待续）

（续图）

罩杯推摩：200次，约2分钟	从乳房外缘底部向上向内做交替揉推动作。速度快而均匀，力度柔和渗透	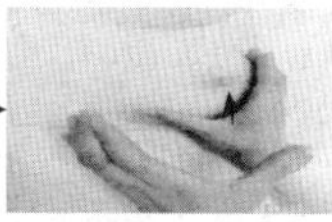
拿捏胸肌：20次，约2分钟	产妇舌抵上腭，全身放松，拿捏10次后抖动2次，然后重复，力度以受术者能够耐受为度	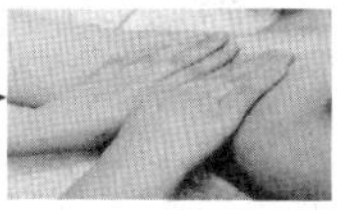
拍抖松弛：5遍，约1分钟	拍震力度、抖动频率适当，每侧拍1周，抖动5次，重复1次。目的是通过机械振动疏通乳管，增强血液循环，促进组织增生修复	
托推乳房：20次，约2分钟	双手掌分别置于乳房两侧，作用相对，从乳房基底部向乳头方向托推，双手托推合拢动作用力沉稳均匀，对称持续。可增加血液循环，激活组织细胞，增强修复能力	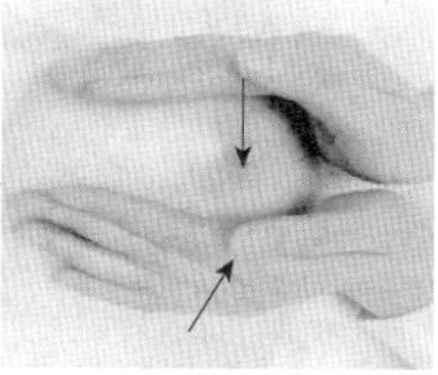
重复以上手法按摩对侧乳房		
8字推摩：20遍，约2分钟	以对侧乳房外缘底部为起点，用单侧手掌面沿双侧乳房做"8"字形环绕式揉推。目的是促进血液循环，提升乳腺细胞活力，协助乳房塑形回位	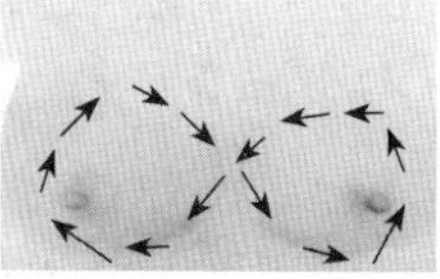
分抹提拉：60次，约2分钟	操作者站于头侧，双手四指并拢，分别从乳房下缘托住整个乳房，然后沿乳房外缘向锁骨中点方向做向上向内的提拉动作。目的是促进血液循环，提升乳腺细胞活力，协助乳房塑形回位	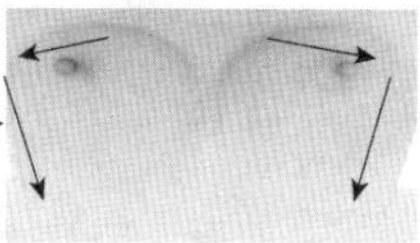
调整呼吸，平卧10分钟（教会产妇按摩自我保健手法）		

图16-7 产后乳房塑形按摩标准化规程图

调节两个治疗通道的电流强度，由0开始，逐步增加强度，一般80J以上开始有效，强度越大，效果越好。

八、产后身痛（疲劳）按摩标准化规程

产后身痛是指产妇在产褥期内出现肢体或关节酸楚疼痛、全身疲乏无力等多种症状，多由于产后阴血亏虚、风寒湿邪、肾气不足所致。根据《中医病证诊断疗效标准》，参考中医辨证及证候判定标准，产后身痛可分为以下四型。

（1）血虚身痛型：产后通身关节疼痛，肢体酸楚、麻木，重着不举，面色萎黄，肌肤不泽，头晕心悸，气短懒言。

（1）肾虚身痛型：产后腰膝、足跟疼痛，头晕耳鸣，夜尿多，舌淡红，苔薄，脉沉细。

（3）血瘀身痛型：产后全身关节酸痛或肢体肿胀，屈伸不利，恶露不净，色紫血块，拒按，舌紫，苔白，脉弦。

（4）风寒身痛型：产后肢体关节疼痛，多痛无定处，伸屈不利，恶寒怕风，得热则舒，伴苔薄白，脉细弦。

临床治疗并非拘于四型，辨证治疗重在辨起身痛性质，呆板机械效仿难以奏效。临床亦可采用身痛对症穴位按摩。产后身痛因其病证错综复杂，症状复杂多变，故治疗上应详细辨证，灵活施治，以早治为佳。

目的：治疗缓解产妇产后身痛（疲劳）。

前提：医患沟通，签署治疗知情同意书。

疗程：5～7天，一般不超过2个疗程。

流程：治疗总时70分钟，其中仪器按摩30分钟，手法约40分钟（图16-8）。

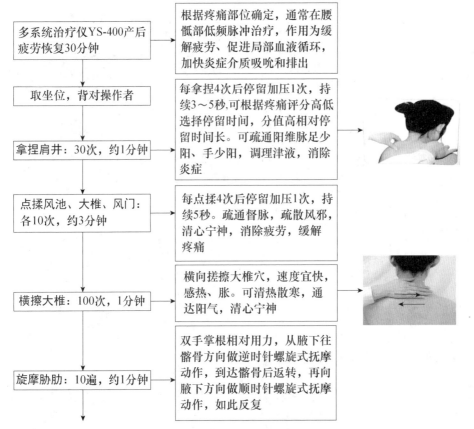

多系统治疗仪YS-400产后疲劳恢复30分钟	根据疼痛部位确定，通常在腰骶部低频脉冲治疗，作用为缓解疲劳、促进局部血液循环，加快炎症介质吸吮和排出
取坐位，背对操作者	
拿捏肩井：30次，约1分钟	每拿捏4次后停留加压1次，持续3～5秒.可根据疼痛评分高低选择停留时间，分值高相对停留时间长。可疏通阳维脉足少阳、手少阳，调理津液，消除炎症
点揉风池、大椎、风门：各10次，约3分钟	每点揉4次后停留加压1次，持续5秒。疏通督脉，疏散风邪，清心宁神，消除疲劳，缓解疼痛
横擦大椎：100次，1分钟	横向搓擦大椎穴，速度宜快，感热、胀。可清热散寒，通达阳气，清心宁神
旋摩胁肋：10遍，约1分钟	双手掌根相对用力，从腋下往髂骨方向做逆时针螺旋式抚摩动作，到达髂骨后返转，再向腋下方向做顺时针螺旋式抚摩动作，如此反复

（待续）

（续图）

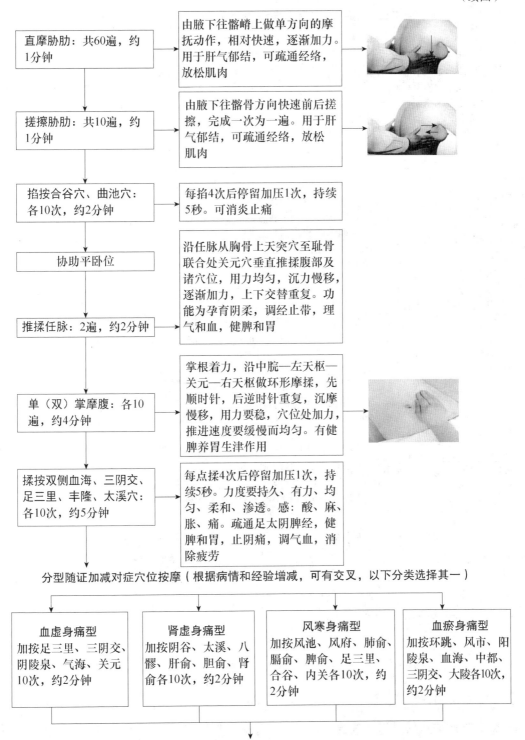

直摩胁肋：共60遍，约1分钟	由腋下往髂嵴上做单方向的摩抚动作，相对快速，逐渐加力。用于肝气郁结，可疏通经络，放松肌肉
搓擦胁肋：共10遍，约1分钟	由腋下往髂骨方向快速前后搓擦，完成一次为一遍。用于肝气郁结，可疏通经络，放松肌肉
掐按合谷穴、曲池穴：各10次，约2分钟	每掐4次后停留加压1次，持续5秒。可消炎止痛
协助平卧位	沿任脉从胸骨上天突穴至耻骨联合处关元穴垂直推揉腹部及诸穴位，用力均匀，沉力慢移，逐渐加力，上下交替重复。功能为孕育阴柔，调经止带，理气和血，健脾和胃
推揉任脉：2遍，约2分钟	
单（双）掌摩腹：各10遍，约4分钟	掌根着力，沿中脘—左天枢—关元—右天枢做环形摩揉，先顺时针，后逆时针重复，沉摩慢移，用力要稳，穴位处加力，推进速度要缓慢而均匀。有健脾养胃生津作用
揉按双侧血海、三阴交、足三里、丰隆、太溪穴：各10次，约5分钟	每点揉4次后停留加压1次，持续5秒。力度要持久、有力、均匀、柔和、渗透。感：酸、麻、胀、痛。疏通足太阴脾经，健脾和胃，止阴痛，调气血，消除疲劳

分型随证加减对症穴位按摩（根据病情和经验增减，可有交叉，以下分类选择其一）

血虚身痛型	肾虚身痛型	风寒身痛型	血瘀身痛型
加按足三里、三阴交、阴陵泉、气海、关元10次，约2分钟	加按阴谷、太溪、八髎、肝俞、胆俞、肾俞各10次，约2分钟	加按风池、风府、肺俞、膈俞、脾俞、足三里、合谷、内关各10次，约2分钟	加按环跳、风市、阳陵泉、血海、中都、三阴交、大陵各10次，约2分钟

（待续）

（续图）

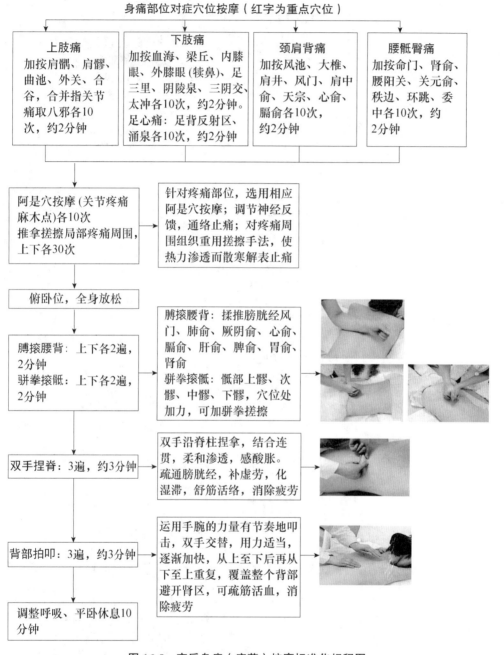

图 16-8 产后身痛（疲劳）按摩标准化规程图

物理治疗 多系统治疗仪 YS-400 产后疲劳恢复治疗：协助产妇取舒适卧位，将固定带置于产妇腰部，打开电源，放置电极片于腰骶部并妥善固定。选择产后疲劳恢复治疗模式，调节治疗通道的电流强度，由 0 开始，逐步增加强度，一般 80 J 以上开始有效，强度越大，效果越好。

第三节　临床乳腺按摩标准化规程的重要作用

借鉴其他领域应用标准化操作规程的经验，构建标准化乳腺按摩手法规程和方案，为临床护理乳腺按摩向科学化、标准化、规范化发展起到重要促进作用。

一、提高和保证临床乳腺保健和康复治疗效果

在中医传统基础理论指导下构建的产后泌乳状态评估体系、乳腺按摩基本手法、穴位选择、乳腺按摩标准化流程、手法与物理治疗结合方案、科学安全的按摩前准备、规范化宣教和沟通方案，将临床乳腺按摩手法标准化规程进行细化和量化，使操作者能够正确选择乳腺保健和康复治疗路径，规范操作前知情沟通和准备，确保患者安全；明晰治疗机制，明确临床按摩操作环节、步骤，以及每一环节的操作方法、操作要点，规范操作流程，整合中西医康复治疗手段优势；保证按摩操作的统一性、规范性和连贯性，提高临床乳腺按摩保健和康复治疗效果。

二、为推广规范化按摩手法教学奠定基础

标准化操作规程的意义是将专业操作人员所积累的技术经验，以文件的形式制定成规范流程，即形成标准作业规程。有了标准化操作规程，所有的操作人员都遵循统一的操作流程，避免操作技术和经验的流失和失范。标准化乳腺按摩手法流程将临床乳腺按摩护理实践长期积累的、高质量的操作经验形成规范，临床专业带教教师经过标准化操作规程培训后按照规范流程、手法、经验、思路进行教学，使规范的教学计划、教学内容、教学形式有据可依，有章可循，使临床带教教师更易掌握乳腺按摩带教方法与操作技巧，提升临床教学能力，为推广规范化按摩手法教学奠定基础。

三、培养高水平的乳腺按摩专业技术队伍

"两孩政策"放开以后，分娩量呈现明显上升的趋势，且高龄和二胎产妇也明显增多，在这种形势下，产后乳腺康复问题显得更为突出，难度加大，对现有产后乳腺康复技术提出了更高的要求。产后康复作为新兴学科近年快速扩大发展，技术人才队伍的数量和素质逐渐成为制约可持续发展的关键因素；要保证产后乳腺康复服务的质量和疗效，建设规范的产后康复规范化培训示范基地，培养合格的专业技术人员，成为当前重要和紧迫的任务。将本规程作为标准化教材，在专业培训中实施推广，旨在逐步构建科学、规范、长效的专业技术队伍培训方案，通过科学高效、标准化的培训，提高临床专业技术队伍的整体素质，加速专业技术人才培养。

指导带教教师以系统化、流程化、标准化的规程进行临床乳腺按摩教学，降低临床操作带教工作的难度，保证教学形式与内容的长期一致性与连贯性。标准化操作规程具有可重复性，通过对每一批学员的带教都按照标准化操作规程进行，保证教学内

容和形式的统一性，有利于提高学员对操作技术的理解和掌握度。通过对规程的教学培训，使专业技术人员掌握乳腺按摩基础理论、基础知识和基本操作，遵循标准化流程和技术规范，确保治疗效果。在实践中领会按摩要领和技巧，加深对按摩内涵的理解，为培养高水平的乳腺按摩专业技术队伍奠定基础。

四、提高服务价格，增加科室效益

临床实施按标准化规程操作，在提升技术操作水平、医疗质量和服务质量，确保临床按摩疗效的同时，制定了标准化操作准备，术前评估，规范化基本手法，标准化流程，为适当提高乳腺按摩标准化操作的收费价格提供依据，体现临床操作的科技含量和技术价值，增加科室效益。

五、提高临床按摩护理教学的规范化管理

产后康复乳腺按摩技术缺乏统一的标准，在适应证把握、治疗方法选择、服务流程、疗效评估、安全保障和并发症处理方面需要尽快建立规范。作为新兴学科，学科建设水平较低，缺乏统一的学科建设和专科建设评估标准，科研创新能力较弱，服务人群覆盖面、服务质量和服务水平与迅速上升的产后康复市场需求仍存在较大差距，诸多问题成为制约新时期产后康复学科发展的瓶颈，迫切需要解决。

乳腺按摩护理作为临床技术操作，带教质量管理应该加强过程控制，以取得预期的结果。标准化操作规程以系统化文件的方式为临床乳腺按摩教学的过程控制提供了评判依据，让临床带教教师在教学过程中理清思路，明确每个操作环节怎么做，达到什么标准，完成临床操作应实施的环节和流程，达到操作教学要求，使乳腺按摩教学规范化，避免盲目和随意性，提高可重复性，保证康复治疗疗效。围绕专业护理人员对理论和技能的需求，对带教内容进行细化和优化，定期对临床教学标准化操作规程的执行情况进行检查考核，在应用标准化操作规程进行教学的过程中发现标准化操作规程存在不足之处可以进行修订，促进临床乳腺按摩教学质量的持续改进，促进临床乳腺按摩教学管理向目标化和规范化发展。

第十七章　乳腺按摩标准化规程临床验证

　　标准化是构成核心竞争力的基本要素，是规范学科和专业发展的重要技术制度。乳腺按摩是产后康复医学的有机组成部分，当前面临着良好的历史发展机遇，但同时也面临着产后康复市场鱼龙混杂的严峻挑战。目前产后康复基础理论和作用机制的科学研究薄弱，缺乏统一、标准化的按摩基本操作手法，缺乏标准化按摩手法流程和综合治疗方案，缺乏经临床验证的标准化按摩规程，适应我国国情、自身特点和规律的科学、安全、有效、公信的乳腺按摩标准化规程尚未建立。乳房按摩作为产科的一项产后康复操作技术，是产后乳腺保健和治疗的有效方法。如何建立乳腺按摩标准化规程，确保按摩疗效，促进泌乳，减轻和消除哺乳期并发症，提高母乳喂养率，规范临床治疗操作和引领市场发展，已经成为产后康复乳腺按摩护理研究的热点。根据按摩推拿的基本原理，总结临床实践经验，通过严格临床疗效验证，研究创立乳腺按摩基本手法，统一名称和操作要领；依据传统医学基础理论选择针对性治疗按摩穴位，疏通相关经络；为构建标准化规程奠定基础。结合流程再造理论，我产后康复中心将产后乳腺状况评估、知情同意、产后康复治疗仪和手法按摩前准备、基本手法、操作要领、操作流程、临床路径、疗效判断等基本要素综合，创建了产后乳腺按摩标准化规程，并将标准化规程应用于临床。

　　采用便利抽样法，选取 2017 年 1～12 月在我院住院产妇并在产后康复中心实施乳腺按摩者设为对照组，2018 年 1～12 月实施产后乳腺按摩标准化规程的设为实验组。两组产妇在年龄、分娩方式、胎次、治疗疗程方面分布均衡。合并各种影响按摩操作和疗效疾病的患者均予排除。对照组给予临床护理乳腺按摩师各自习惯手法和方案治疗。实验组创建和应用按摩标准化规程，乳腺按摩及康复仪治疗操作严格按规程进行。专人对规程执行情况进行督查和质控。对按摩治疗前准备和各治疗路径标准化规程进行临床验证，对比临床疗效。

第一节　乳腺按摩标准化操作规程的临床应用

一、乳腺物理康复标准化操作规程临床应用

　　乳腺手法和物理康复治疗是产后乳腺临床康复最常使用的疗法，临床疗效确切。根据临床经验和护理规范要求，创建乳腺手法和物理康复治疗准备的标准化规程，使临床操作精准化、规范化、标准化。乳腺手法和物理康复标准化操作规程临床应用结果比较见表 17-1～表 17-3。

表 17-1　乳腺物理康复标准化操作规程临床应用结果比较

组别	例数	知情同意规范执行率	评估正确率	治疗前准备合格率	医疗争议发生（例）	不良事件发生（例）
对照组	712	594（83.42）	656（92.13）	667（93.68）	3	2
实验组	760	756（99.47）	758（99.75）	760（100.00）	0	0
χ^2 值		124.531	56.128	49.548		
P 值		<0.01	<0.01	<0.01		

表 17-2　两组操作正确率比较

组别	例数	模式选择正确率	功率控制准确率	操作流程正确率
对照组	712	702（98.59）	630（88.48）	270（37.92）
实验组	760	760（100.00）	756（99.47）	759（99.87）
χ^2 值		10.747	80.719	670.539
P 值		<0.01	<0.01	<0.01

表 17-3　两组物理康复治疗满意度比较

组别	例数	满意	基本满意	不满意
对照组	712	633（88.90）	73（10.25）	6（0.84）
实验组	760	742（97.63）	18（2.37）	0
χ^2 值			46.367	
P 值			<0.01	

二、乳腺手法按摩标准化操作规程临床应用

见表 17-4～表 17-6。

表 17-4　乳腺手法按摩标准化操作规程临床应用结果比较

组别	例数	知情同意规范执行率	评估正确率	治疗前准备合格率	医疗争议发生（例）	不良事件发生（例）
对照组	750	629（83.87）	656（92.13）	675（90.00）	4	1
实验组	742	742（100）	740（99.73）	742（100.00）	0	0
χ^2 值		130.274	93.434	78.127		
P 值		<0.000	<0.000	<0.000		

表 17-5　两组操作正确率比较

组别	例数	路径选择正确率	基本手法正确率	操作流程正确率
对照组	750	702（98.59）	517（68.93）	262（34.93）
实验组	742	742（100.00）	740（99.73）	740（99.73）
χ^2 值		49.067	266.595	710.038
P 值		<0.000	<0.000	<0.000

表 17-6　两组手法按摩治疗满意度比较

组别	例数	满意	基本满意	不满意
对照组	750	637（84.93）	102（13.60）	11（1.47）
实验组	742	719（96.90）	23（3.10）	0
χ^2 值			65.846	
P 值			<0.000	

三、临床验证结果评价

1. **标准化规程规范了沟通交流和知情同意实施**　沟通交流标准化让患者清晰了解治疗目的、治疗过程、配合事项、安全须知。患者在治疗过程中的配合程度和意识明显增强，顺利协调治疗过程中最大耐受度的沟通配合，保证最佳治疗条件和时间，提高疗效。知情同意标准化使患者了解治疗效果、可能并发症、治疗方案改变、预后，签署同意书，有效减少医疗争议发生。

2. **标准化规程改善了手法和物理康复前准备质量**　康复治疗前准备是保证疗效的重要环节，准备不充分将打断治疗节奏，延误治疗时间，甚至影响疗效。规程使操作者和患者的准备有章可循，物品准备充分、齐全、精准；物品准备标准化使各种物品外观、性状、保质期、无菌消毒得以保证；操作流程和方式标准化使设备应用的正确率提高，延长设备使用寿命。

3. **标准化规程规范了护理操作行为**　结合规程再造理论，将治疗前乳腺状况评估、知情同意、物理康复仪治疗前准备、操作要领、操作流程等基本要素综合科学排序组装，创建了乳腺按摩前标准化准备规程，临床应用前，实验组专业操作人员均接受规程的基础理论学习和实践培训，保证其熟知和掌握规程。研究结果显示临床应用规程使乳腺康复前知情同意标准化，状况评估标准化，物品准备标准化，身份确认标准化，治疗环境确认标准化，仪器确认标准化，治疗准备总体时间减少，操作规范性、完整性和正确率提高，有效规范了护理操作行为。根据流程再造理论创立的规程是科学、合理、高效的乳腺康复治疗标准化准备操作方案。

4. **标准化规程提高了医疗安全，减少了不良事件和并发症**　规程根据临床操作中常见问题和错误制定针对性措施，身份确认标准化、环境确认标准化和仪器确认标准化重点在检测治疗前安全要素，在提高效率的同时保证康复治疗安全性；减少临床差错和不良事件的发生。确保在治疗安全的基础上取得最佳的治疗效果，提高病患满意率。

5. **标准化规程改善了操作质量**　规程针对规范操作流程和行为目的，根据循证医学的理念，设计了操作者准备、患者准备要求，物品准备、仪器准备和治疗环境标准，评估和知情同意实施，操作流程和治疗后处理规范，并在流程中给予科学合理的排序、组合。规程将准备操作步骤进行细化和量化，使操作者能够规范操作行为，明晰治疗机制，明确临床康复治疗操作环节、步骤，以及每一环节的操作方法、操作要点，规范操作流程，保证准备操作的统一性、规范性和连贯性，为保证临床康复治疗效果的可重复性奠定基础。临床验证提示：实施标准化规程可使治疗路径、操作模式选择正确率、功率控制准确率、操作流程正确率明显提高。证实本乳腺按摩操作准备标准化规程基础理论明晰，流程合理，体系完整，临床效果确切。

第二节 产后预防保健按摩标准化规程的临床应用

产后乳腺预防保健按摩的主要目的为：促进泌乳启动时间提前，增加预期泌乳量，减少和缓解生理性乳胀，预防乳汁淤积症发生，提高母乳喂养信心。规程针对预防保健目的，根据中医传统基础理论，设计了腺体保健、模拟吸吮、促进排乳、梳篦通乳、按摩穴位，疏通相关经脉的操作基本手法，并在流程中给予科学合理的排序、组合。对康复治疗仪的模式、条件、流程、操作均制定了标准化规范。根据产后乳腺预防保健目的、临床需求，结合传统医学推拿手法与西医康复仪按摩，整合中西医按摩治疗优势。根据流程再造理论创立的规程是科学、合理、高效的产后乳腺预防保健按摩方案。产后预防保健按摩标准化规程临床验证结果见表 17-7～表 17-9。

表 17-7 泌乳启动时间、生理性乳胀、乳汁淤积发生比较

组别	例数	泌乳启动时间（小时）	生理性乳胀（例）	乳汁淤积（例）
对照组	100	4.97	12	4
实验组	100	3.22	4	1
χ^2 值		0.521	4.348	1.846
P 值		0.047	0.037	0.174

注：泌乳启动时间为产后哺乳加速泌乳的时间

表 17-8 两组治疗后 1 周母乳喂养率比较

组别	例数	全部母乳喂养	部分母乳喂养	象征性母乳喂养
对照组	100	53	36	11
实验组	100	63	32	5
χ^2 值			3.347	
P 值			0.188	

表 17-9 两组不良事件发生率、满意度比较

组别	例数	不良事件	满意度		
			非常满意	比较满意	不满意
对照组	100	1	91	8	1
实验组	100	0	96	4	0
χ^2 值			2.467		
P 值			0.291		

临床验证结果评价

规程经过临床验证提示：实施标准化规程按摩可使泌乳启动时间明显前移，促进泌乳量充足，明显减少和减轻产后生理性乳胀，减少乳汁淤积发生，树立产妇哺乳信心，提高母乳喂养率，并有利于减轻和减少产后抑郁。实验结果证实乳腺按摩标准化规程基础理论明晰，流程合理，体系完整，疗效确切。在提高疗效的同时保证预防保健按摩康复治疗安全性；减少临床差错和不良事件的发生率；确保在治疗安全的基础上取得最佳的治疗效果；提高病患满意率。

第三节　产后生理性乳胀按摩标准化规程的临床应用

在中医学理论基础上，构建乳腺按摩基本手法，选择按摩穴位，结合物理康复治疗，根据产后生理性乳胀临床特点和临床经验制定产后生理性乳胀按摩标准化规程，以及手法与物理按摩综合治疗方案，使临床操作精准化、规范化、标准化。其临床应用结果见表 17-10～表 17-14。

表 17-10　治疗前后两组乳房胀痛评分比较

组别	例数	治疗前			治疗后		
		1～3 分	4～7 分	8～10 分	0～3 分	4～7 分	8～10 分
对照组	100	0	91	9	79	16	5
实验组	100	0	88	12	92	7	1
χ^2 值		0.645			7.177		
P 值		0.323			0.028		

表 17-11　两组胀痛持续时间比较

组别	例数	≤16 小时	16～32 小时	≥32 小时
对照组	100	23	56	21
实验组	100	47	45	8
χ^2 值			15.254	
P 值			<0.01	

表 17-12　两组疗效比较

组别	例数	治愈	显效	有效	无效	总有效率（%）
对照组	100	0	41	54	5	41
实验组	100	0	63	37	0	63
χ^2 值				12.83		
P 值				<0.01		

表 17-13　两组治疗后 1 周内母乳喂养率比较

组别	例数	全部母乳喂养	部分母乳喂养	象征性母乳喂养
对照组	100	43	26	31
实验组	100	51	24	25
χ^2 值			1.404	
P 值			0.496	

表 17-14　两组满意率及不良事件比较

组别	例数	满意度				满意率	不良事件
		非常满意	满意	一般	不满意		
对照组	100	48	38	12	2	86	1
实验组	100	64	29	7	0	93	0
χ^2 值		6.81					
P 值		0.048					

临床验证结果评价

乳腺按摩为产后生理性乳胀的主要治疗方法。乳腺按摩的作用机制是使乳腺、乳晕、乳头伸展变软，易于哺乳；疏通乳汁流出结构，乳汁排出通畅，促进乳房的血液循环，加快静脉、淋巴回流，从根本上解决产后乳房胀痛的病因。根据按摩推拿的基本原理，建立产后乳腺生理性乳胀按摩基本手法，统一名称和操作要领；依据传统医学基础理论选择针对性治疗按摩穴位，疏通相关经络；总结临床实践经验，通过严格临床疗效验证，构建了产后生理性乳胀按摩标准化手法。

根据生理性乳胀的原因、发病机制和临床治疗经验，对治疗流程进行科学组合；根据生理性乳胀的治疗原则，结合手法与康复仪按摩，整合中西医按摩治疗优势。通过低频脉冲电刺激，体内电介质偶极子随频率的变化而发生取向运动，在震动与转动的过程中彼此相摩擦和与周围结构摩擦产生热效应。局部升温使血液循环加快，加速炎症产物的吸收，消肿止痛，增加乳房舒适感。规程对康复治疗仪的模式、条件、流程、操作均制定了标准化规范。因此，创立的规程是科学、合理、高效的综合治疗方案。

通过创建和临床应用标准化规程，对产后生理性乳胀实施标准化按摩治疗，规范了操作流程，保证了按摩质量，提高了治疗疗效，提升了专业技术人员操作水平，降低了不良事件发生率，增加了病人满意度和母乳喂养率，保证按摩操作的统一性、规范性和连贯性，提高临床乳腺按摩保健和康复治疗效果，值得在产后乳腺康复护理工作中推广。

第四节　产后乳汁淤积症乳腺按摩标准化规程的临床应用

产后乳汁淤积症是产后哺乳期的常见并发症。乳腺按摩是产后乳汁淤积的重要治疗手段。根据按摩推拿的基本原理，建立乳腺按摩基本手法，统一名称和操作要领；

依据传统医学基础理论选择针对性治疗按摩穴位，疏通相关经络；总结临床实践经验，通过严格临床疗效验证，构建了产后乳汁淤积的标准化按摩手法。乳汁淤积症按摩标准化规程临床验证结果见表17-15～表17-20。

表 17-15　两组手法按摩治疗通乳时间比较

组别	例数	<25 min	25～34 min	35～45 min
对照组	100	19	59	22
实验组	100	64	32	4
χ^2 值			44.87	
P 值			<0.01	

表 17-16　两组治疗前后乳房硬度评分比较

组别	例数	治疗前			治疗后		
		Ⅰ度	Ⅱ度	Ⅲ度	Ⅰ度	Ⅱ度	Ⅲ度
对照组	100	0	87	13	51	49	0
实验组	100	0	89	11	84	16	0
χ^2 值		0.189			24.821		
P 值		0.663			<0.01		

注：治疗前两组症状无差异，治疗后症状有统计学差异

表 17-17　两组治疗前后乳房胀痛评分比较

组别	例数	治疗前			治疗后			
		1～3 分	4～7 分	8～10 分	0 分	1～3 分	4～7 分	8～10 分
对照组	100	0	92	8	29	52	19	0
实验组	100	0	89	11	54	39	7	0
χ^2 值		0.523			14.926			
P 值		0.469			0.001			

表 17-18　两组治疗后乳汁淤积治愈率比较

组别	例数	治愈	显效	有效	无效	总有效率（%）
对照组	100	29	56	15	0	85
实验组	100	54	49	7	0	93
χ^2 值			10.453			
P 值			0.005			

表 17-19　两组治疗 1 周后母乳喂养率比较

组别	例数	全部母乳喂养	部分母乳喂养	象征性母乳喂养
对照组	100	31	57	12
实验组	100	52	41	7
χ^2 值			9.241	
P 值			0.01	

表 17-20　两组满意率及不良事件比较

组别	例数	满意度				满意率（%）	不良事件
		非常满意	满意	一般	不满意		
对照组	100	36	44	16	4	80	3
实验组	100	62	32	5	1	94	0
χ^2 值		16.355					
P 值		0.001					

临床验证结果评价

根据乳汁淤积的病因、发病机制和临床治疗经验，对治疗流程进行科学组合；根据乳汁淤积症的治疗原则，结合手法与康复仪按摩，整合中西医康复治疗手段优势。通过低频脉冲电刺激，体内电介质偶极子随频率的变化而发生取向运动，在震动与转动的过程中彼此相摩擦和与周围结构摩擦产生热效应，促进血液循环，减轻局部水肿，增强抗感染能力；临床疗效显著提高。规程对康复治疗仪的模式、条件、流程、操作均制定了标准化规范。因此，创立的规程是科学、合理、高效的综合治疗方案。

通过创建和临床应用标准化规程，对产后乳汁淤积实施标准化按摩治疗，规范了操作流程，保证了按摩质量，提升了专业技术人员操作水平，降低了不良事件发生率，增加乳房舒适感和病人满意度，保证按摩操作的统一性、规范性和连贯性，提高临床乳腺按摩保健和康复治疗效果，值得在产后乳腺康复护理工作中推广。规程结合乳腺手法和康复仪按摩的高效治疗方案，在不应用抗生素的同时保持哺乳，治愈率高，并发急性乳腺炎明显减少，提高母乳喂养率。

第五节　产后缺乳乳腺按摩标准化规程的临床应用

产后缺乳中医称"产后乳汁不行""无乳""乳难"等，其发生率为20%～30%，并呈现出逐年上升的趋势。乳腺按摩是产后缺乳治疗的重要手段，如何建立产后缺乳的标准化按摩规程，确保按摩疗效，促进泌乳，提高母乳喂养率，规范临床治疗操作和引领市场发展，已经成为临床护理乳腺按摩研究的热点。我院产后康复中心结合流程再造理论，将产后缺乳的评估、知情同意、康复仪和手法按摩前准备、基本手法、临床路径、疗效判断等基本要素综合，创建了产后缺乳按摩的标准化规程，并将标准化规程应用于临床，规范了临床按摩操作，获得理想的治疗效果。临床验证结果见表17-21～表17-24。

表 17-21　两组治疗后 3 天乳腺充盈程度

组别	例数	Ⅰ度	Ⅱ度	Ⅲ度
对照组	70	6	43	21
实验组	70	17	44	9
χ^2 值			10.072	
P 值			<0.01	

表 17-22　两组治疗后第 5 天总有效率比较

组别	例数	痊愈	显效	有效	无效	痊愈率	总有效率
对照组	70	8	13	36	13	11.4%	30.0%
实验组	70	22	26	19	3	31.4%	68.6%
χ^2 值				22.371			
P 值				<0.01			

表 17-23　两组治疗后 1 周后母乳喂养率比较

组别	例数	全部母乳喂养	部分母乳喂养	象征性母乳喂养
对照组	70	12	48	10
实验组	70	29	39	2
χ^2 值			13.313	
P 值			<0.01	

表 17-24　两组满意率及不良事件比较

组别	例数	满意度				满意率（%）	不良事件
		非常满意	满意	一般	不满意		
对照组	70	15	21	27	7	51.4	0
实验组	70	26	32	10	2	82.9	0
χ^2 值		15.823					
P 值		<0.01					

临床验证结果评价

　　母乳喂养是人类公认的最佳的喂养方式。产后缺乳无法满足新生儿健康需求，将影响婴儿生长发育。母乳喂养还可促进母体乳腺循环的改善和子宫收缩，加快产后恶露恢复，对产后康复有重要意义。根据中医传统基础理论，结合产后缺乳治疗目的和临床需求，设计了细胞激活、腺体促泌、模拟吸吮、促进排乳、梳篦通乳、按摩穴位、疏通相关经脉的操作基本手法，并在流程中给予科学合理的排序、组合，创立了产后缺乳按摩标准化规程。

　　基本手法：乳腺按摩是治疗产后缺乳的重要治疗手段。目前基础理论和作用机制的科学研究薄弱，缺乏统一、标准化的按摩基本操作手法，缺乏标准化按摩手法流程和综合治疗方案，无法形成我国国情、自身特点和规律的科学、安全、有效、公信的经临床验证的标准化按摩规程。依据气血亏损，脾胃虚弱，气血生化不足，肝郁气滞，情志抑郁，肝失调达，经脉涩滞，以致阻碍气血运行而致乳汁少，影响乳汁的生成的中医基础理论，乳房部位有众多经络走行：足阳明胃经贯乳中；足厥阴肝经上贯膈，布胸胁，绕乳头；足少阴肾经从肾上贯肝膈，入肺中，其支脉入胸中；足太阴脾经，上膈，经于乳外侧；任脉行于两乳之间；冲脉挟脐上行，至胸中而散。故临床取穴体现出"经脉所过，主治所及"的"循经取穴"原则。结合经络循行，选取相关穴位局部按摩，疏通乳房相关经脉，化解乳汁生化不足，使胃气旺盛；疏排乳络不畅，使气机流通；疏解产后情志抑郁，使肝气调达，患者心情舒适放松；达到增乳通乳效果。根据传统医学推拿按摩基础理论和基本原理，按摩规程将基本手法与穴位按摩在流程中科学组装，使乳腺、乳晕、乳头伸展变软，易于哺乳；疏通乳汁流出结构，使乳汁排出通畅；模拟婴儿吸吮，促进泌乳反射；促进乳腺血流循环，增强细胞活力，疏通经络，抑制病理反射，提高泌乳量和质量，治疗产后缺乳。通过长期临床实践和反复实验研究，创立按摩基本手法，统一名称和操作要领；选择针对性治疗按摩穴位，疏通相关经络，为构建产后缺乳的标准化按摩手法规程奠定基础。

规程临床验证：根据产后缺乳的病因、发病机制和临床治疗经验，对治疗流程进行科学组合；对康复治疗仪的模式、条件、流程、操作均制定了标准化规范。根据产后缺乳少乳的治疗原则，结合传统医学推拿手法与西医康复仪按摩，整合中西医按摩治疗优势。康复仪通过低频脉冲摩擦产生热效应，促进血液循环，增强细胞活力，疏通乳管，增加泌乳。充分发挥物理按摩与手法按摩各自优势，提升疗效。实验组治疗后乳腺充盈度明显增加，治疗第 5 天产后缺乳痊愈率 31.4%，总有效率 68.6%；并且治疗后能解除乳腺局部不适感，缓解患者心绪不良、抑郁和食欲不振等临床症状，增加乳房舒适度，病人满意度大大提高。因此，本临床疗效验证提示，创立的产后缺乳标准化按摩规程是科学、合理、高效的综合治疗方案。

通过创建和临床应用标准化规程，对产后缺乳实施标准化按摩治疗，规范了操作流程，保证了按摩质量。规程对康复治疗仪的模式、条件、流程、操作均制定了标准化规范。提升了专业技术人员操作水平，降低了不良事件发生率，保证按摩操作的统一性、规范性和连贯性，提高临床产后缺乳治疗效果和安全性。标准化规程方法简便易行，安全可靠，且疗效确切，对于年龄偏大、缺乳时间较长者亦有较好疗效，患者易于接受和坚持治疗，值得在产后乳腺康复护理工作中推广。

第六节　产后急性乳腺炎浸润期乳腺按摩标准化规程的临床应用

哺乳期急性乳腺炎是哺乳期妇女的常见病，给哺乳期妇女身心带来很大的痛苦，甚至造成母乳喂养停止。目前临床对该病预防和治疗规范性不够，疗效欠佳。如何建立标准化的乳腺按摩规程，控制和消除炎症，减少脓肿发生，维持母乳喂养，规范临床治疗操作和引领市场发展，已经成为临床护理乳腺按摩研究的热点。结合流程再造理论，将急性乳腺炎浸润期的评估、知情同意、康复仪和手法按摩前准备、基本手法、临床路径、疗效判断等基本要素综合，创建急性乳腺炎浸润期按摩标准化规程，并将标准化规程应用于临床，规范了临床按摩操作，获得理想的治疗效果。临床验证结果见表 17-25～表 17-27。

表 17-25　两组乳腺炎疗效比较

组别	例数	治愈	显效	有效	无效	总有效率（%）
对照组	30	3	9	15	3	40
实验组	30	15	7	7	1	50
χ^2 值			12.971			
P 值			0.007			

表 17-26　两组治疗 1 周后母乳喂养率比较

组别	例数	全部母乳喂养	部分母乳喂养	象征性母乳喂养
对照组	30	3	13	11
实验组	30	8	14	7
χ^2 值			3.131	
P 值			0.209	

注：炎症加重，放弃母乳喂养对照组 3 例，实验组 1 例

表 17-27　两组满意率及不良事件比较

组别	例数	满意度				满意率（%）	不良事件
		非常满意	满意	一般	不满意		
对照组	30	3	11	11	5	46.7	1
实验组	30	16	7	6	1	76.7	0
χ^2 值		13.921					
P 值		0.003					

临床验证结果评价

中医理论基础：急性乳腺炎浸润期的传统治疗以抗生素为主，但临床使用抗生素导致哺乳停止，如不及时排空乳汁，会使乳汁积于局部，形成淤乳硬结，迁延难愈，甚至导致乳腺脓肿形成被迫中止哺乳。另外，哺乳期急性乳腺炎早期多有乳管阻塞，乳汁排出不畅或无法排出，导致宿乳淤滞，此类情况单纯使用抗生素往往疗效不佳。在乳头远端的分支小乳管不通畅的情况下使用吸奶器，易导致乳管充血水肿，不利于排乳。中医学认为"不通则痛，不荣则痛"，故治疗均应以"通"为治则，"通"能荡涤淤乳，疏表邪以通卫气，通乳络以去积乳，行气滞以消气结。治疗以消为主，尤贵早治，避免成脓引流之苦。手法按摩治疗利用应力直接作用于特定部位（即穴位）时，起到软坚散结、活血化瘀的治疗作用；通过手法刺激的波动信号，经由经穴传到经脉气血，激发人体的阴阳、五行和经络系统之间的相互平衡，发挥整体动态的调控作用。手法按摩可疏通乳络，让淤积的乳汁排出；加快组织间血液及淋巴系统的循环，增强白细胞吞噬能力和血清补体效价；加快血液循环，有利于病灶及炎性产物吸收，提高抗感染能力。目的为及时排空乳汁，避免炎症发展，保持泌乳功能。

热敷的标准化：一般传统的方法为热毛巾湿敷，其消毒程序较为烦琐，不易标准化，温度难以控制和维持，且容易弄湿产妇衣服引起不适。规程选择使用热敷垫替代。热敷垫初始表面温度控制在45℃（43～47℃）。通过热敷方法的标准化，使热敷的温度、方法、流程和质量可控，确保疗效。

标准化规程临床验证：根据产后急性乳腺炎浸润期的病因、发病机制和临床治疗经验，对治疗流程进行科学组合；根据治疗原则，结合手法与康复仪按摩，整合中西医康复治疗手段优势。通过低频脉冲产生热效应，促进血液循环，减轻局部炎症，增强抗感染能力；结合按摩疏通并排出淤积乳汁，使分泌通畅。充分发挥经络及腧穴的作用，疏通经络，调节气血。避免单一方法起效慢、疗程长的缺陷，起到表里兼顾、标本兼治的协同作用，临床疗效显著提高。规程对康复治疗仪的模式、条件、流程、操作均制定了标准化规范。因此，创立的规程是科学、合理、高效的综合治疗方案。

规程临床应用要严格适应证，加强知情同意，治疗过程中持续观察评估，对脓肿形成趋向患者及时调整治疗方案，提高治疗安全性，防范医疗争议和纠纷。规程实施规范了操作流程，保证了按摩质量和医疗安全，提升了专业技术人员操作水平，降低了不良事件发生率，增加病人满意度。规程保证按摩操作的统一性、规范性和连贯性，炎症控制时间提前，提高临床浸润期乳腺炎康复治疗效果。本研究证实：规程临床应用安全有效，简单便捷易学，疗效稳定，无创伤，无毒副作用，医疗成本低，实用性与科学性兼备，患者易于接受，值得在产后乳腺康复护理工作中推广。

提高母乳喂养率：规程结合乳腺手法和康复仪按摩的标准化高效治疗方案，产后急性乳腺炎早期治愈率较高，治疗后1周70%患者维持了纯母乳或部分母乳喂养。患者保持了泌乳功能，提高母乳喂养率。

第七节　产后乳房塑形按摩标准化规程的临床应用

"两孩政策"放开后，二胎和高龄产妇比例不断升高，90%产妇哺乳后出现乳腺康复塑形问题。目前以85后及90后的年轻妈妈为生育主要人群，区别于上一辈，她们有更加开放的视野和时尚的健康生活理念，更加重视生活质量，对产后健康和美丽充满期待，产后乳腺康复塑形期望迫切，市场需求潜力巨大。

产后乳房塑形按摩目的是修复和增强断乳后乳房组织弹性，加快组织修复，促进乳房塑形归位。目前对产后乳腺塑形的理论基础和康复机制研究非常薄弱，临床治疗手段缺乏，水平不高，康复治疗时间不够，导致目前乳腺手法和物理康复塑形的疗效不够理想，与产妇的实际需求和疗效期待尚有较大差距。临床验证提示：短时间内的乳房塑形按摩难以出现可测量、有统计学差异的塑形修复疗效；腹部松弛的康复疗效优于乳房。从临床实际出发，形体为整体概念，产后乳房塑形、皮肤状况、体型改变是同一病因下的不同表现，应该给予一体化考虑和制定康复治疗方案。而目前的治疗缺乏整体观念，方案分离；方法单一，缺少统一性；手段疗效弱，缺乏先进性。因此，从形体的整体康复塑形目标考虑，探索和研究新的治疗仪器和治疗手段，是提高临床乳腺康复塑形疗效的关键。

治疗前应对患者乳房状态进行全面和完整的评估，深入和充分的沟通，让患者了解治疗过程和目的，纠正不切合实际的诉求观念，签署知情同意书，避免医疗争议。倡导在医院内有限的治疗期间，在产后乳腺康复塑形按摩标准化规程基础上，将适当改良简化的乳腺康复塑形自我按摩保健方法教会产妇，建议产妇在产后半年到 1 年内坚持自我保健按摩，配合体能训练，以获得较好疗效。从卫生经济学角度看，手法乳腺按摩康复塑形的优势在于：经济方便，便于传授，易于坚持。因此，推广规范化、标准化的手法乳房按摩康复塑形治疗整体方案符合中国国情，顺应市场需求潮流，在做好上述工作的基础上，可在临床应用。

综上所述，乳腺按摩标准化规程的重要意义为：规程是临床专业工作者的工作基础；是临床专业工作者的操作指南；是提高临床操作水平的路径；是康复按摩疗效和安全性的保证；是正规化临床技能培训的教程；是科学研究和持续创新的平台。规程是临床操作的基本思路、基本手法、基本技巧、基本流程、基本知识的科学组合。规程的标准化保证了基本操作手法的一致性、系统性和标准方案的可重复性，为临床疗效判断及临床研究的对比、统计学处理奠定科学基础。通过推动乳腺按摩标准化规程的临床实施，倡导临床专业工作者掌握乳腺按摩操作的核心知识，拓宽视野，汲取各种治疗方法中有益的内核，启发新的思路，探索新的手法，创立新的临床路径和规程，不断丰富标准化规程内涵，推动产后康复乳腺按摩技术健康可持续发展。

参 考 文 献

［1］ 王先滨. 中国古代推拿按摩史研究：［学位论文］. 黑龙江中医药大学，2009.

［2］ 吕选民. 中国古代民间推拿按摩疗法发展史略. 中国民间疗法，2006，14（8）：3-4.

［3］ 王千怀. 推拿按摩学发展概略. 山西中医学院学报，2004，5（3）：57-58.

［4］ 曹瀚文. 国外传统医学发展以及对中医学国际化影响的研究：［学位论文］. 广州中医药大学，2016.

［5］ 梁志中. 国家名中医工作室在县级中医院的搭建探索. 中国处方药，2017，15（6）：107-108.

［6］ 赵毅. 按摩科"隆庆之变"的历史教训及反思. 上海中医药大学学报，2007，21（5）：27-28.

［7］ 罗元绮. 产后缺乳的发病机理与证治规律研究：［学位论文］. 南京中医药大学，2008.

［8］ 何杰光. 滚法推拿作用的接触面积与图像研究：［学位论文］. 南方医科大学，2010.

［9］ 刘正津，陈尔瑜. 临床解剖学丛书：胸部和脊柱分册. 北京：人民卫生出版社，1994.

［10］ 沈镇宙，邵志敏. 乳腺肿瘤学. 上海：上海科学技术出版社，2005.

［11］ 毛鹏. 论按摩手法治疗中的基本技巧. 按摩与康复医学，2010，1（3）：27-28.

［12］ 邢京禹. 论推拿手法的基本要求. 按摩与导引，2007，2（10）：4-5.

［13］ 王海龙. 意会知识在按摩传承中的意义. 河北中医，2011，33（5）：800-801.

［14］ 任全. 中外保健按摩技法全集. 沈阳：辽宁科学技术出版社，2005：59-202.

［15］ 乔志恒，范维铭. 物理治疗学全书. 北京：科学技术文献出版社，2001.

［16］ Bernadette Hecox, Tesga Andemicael Mehreteab, Joseph Weisberg. 物理因子治疗学. 王淑芬，廖文炫，蔡美文，等译. 台北：华腾文化股份有限公司，2008.

［17］ Andrew J. Robinson, Lynn Snyder-Mackler. 临床电生理治疗学. 张翼，燕铁斌，庄甲举，译. 北京：人民军医出版社，2011.

［18］ 杨素勉. 低频电流治疗对促进剖宫产产妇泌乳及子宫复旧的影响. 中国康复，2006，21（2）：108.

［19］ 张俊茹. 低中频电刺激穴位在产后催乳康复中的应用研究. 中国妇幼健康研究，2012，23（1）：87-89.

［20］ Claydon LS, Chesterton LS, Barlas P, et al. Dose-specific effects of transcutaneous electrical nerve stimulation (TENS) on experimental pain: a systematic review. Clin J Pain, 2011, 27 (7): 635-647.

［21］ Scott BC, Ceren YF, Mahoney ET, et al. Neuromuscular electrical stimulation-induced resistance training after SCI: a review of the Dudley Protocol. Top Spinal Cord Inj Rehabil, 2015, 21 (4): 294-302.

［22］ 侯浩. 加减透脓散联合乳房按摩手法治巧肉芽肿性小叶乳腺炎（肿块期）临床疗效观察：［学位论文］. 南京中医药大学，2017.

［23］ 李娉霞. 产后实施乳房按摩最佳时间探讨及其对母乳喂养的影响研究：［学位论文］. 广西医科大学，2014.

［24］ 何秀影. 孕期乳房按摩对母乳喂养效果的影响. 护理研究，2008，22（7）：1840-1841.

［25］ 王冬玲. 孕36周起孕期乳房按摩对促进母乳喂养的效果观察. 中国医药指南，2012，10（16）：339-340.

［26］ 李亚军. 产后康复治疗仪的临床疗效观察. 中国误诊学杂志，2011，11（12）：2818-2819.

［27］ 何妙文. 妇产康复治疗仪对产妇产后子宫修复、泌乳及新生儿预后的影响. 中国现代医生, 2015, 53（10）: 43-46.

［28］ 吕红. 产后康复数控治疗仪对初产妇产后泌乳疗效观察. 中国妇幼保健, 2013, 28（3）: 552-554.

［29］ 李凌虹. 妇产康复治疗仪对产妇产后子宫修复、泌乳的影响. 四川生理科学杂志, 2016, 38（1）: 30-31.

［30］ 王志新. 妇产康复治疗仪促进泌乳和子宫收缩的临床观察. 现代妇产科进展, 2006, 15（4）: 319.

［31］ 张催兰. 低频脉冲电刺激在妇产科领域中的应用进展. 中国妇幼保健, 2015, 30（34）: 6674-6676.

［32］ 刘灶娣. 低频脉冲电刺激治疗产后缺乳临床观察. 中国现代药物应用, 2009, 3（21）: 183-185.

［33］ 卢丽芬. 口服中药结合低频脉冲电刺激治疗产后缺乳的临床观察: ［硕士论文］. 福建中医药大学, 2013.

［34］ 佟靖. 物理因子结合中药治疗产后缺乳 240 例. 河南中医, 2015, 35（6）: 1351.

［35］ 鲁月红. 物理因子配合按摩治疗产后缺乳. 温州医学院学报, 2010, 40（4）: 414.

［36］ 曾华. 剖宫产术后母乳喂养的影响因素及护理. 现代医院, 2006, 6（7）: 97-98.

［37］ 杨梅, 白满, 黄秀凤. 按摩乳房对产妇影响的研究. 实用医技杂志, 2006, 13（17）: 3065-3066.

［38］ 马光丽. 乳房按摩对产后乳房胀痛和泌乳的影响. 当代护士（学术版）, 2009（5）: 37-38.

［39］ 赵春丽, 王洪娟. 剖宫产初产妇术后早期乳房按摩对泌乳的影响. 护理学杂志, 2005, 20（24）: 28-29.

［40］ 郁燕. 点穴推拿按摩治疗产妇乳汁不通. 中国民间疗法, 2008, 16（8）: 16.

［41］ 代素辉, 谢小群, 涂素华. 早期乳房按摩对剖宫产术后产妇泌乳的影响. 护理研究, 2006, 20（7B）: 1837-1838.

［42］ 郭晓琴. 乳房穴位按摩对减轻乳房胀痛和促进乳汁分泌的影响. 护理研究, 2007, 21（5B）: 1270-1271.

［43］ 朱云飞. 基于经络理论的穴位按摩治疗产后缺乳的效果研究: ［学位论文］. 广州中医药大学, 2017.

［44］ 翟雅香, 霍瑞霞, 陈超萍, 等. 氦氖激光联合超短波干预产妇产后缺乳的效果观察. 护理学报, 2009, 16（10A）: 49-51.

［45］ 李兰兰. 口服维生素 E 联合物理疗法对产后促乳的护理效果观察. 吉林医学, 2013, 34（21）: 4369-4370.

［46］ 彭洁. 甲氧氯普胺治疗产后乳汁缺乏 52 例观察. 临床军医杂志, 2006, 34（1）: 127.

［47］ 孟秀会. 耳穴贴压治疗产后缺乳临床疗效观察. 吉林中医药, 2012, 32（9）: 936-937.

［48］ 潘茜. 耳穴贴压促进产后泌乳的临床疗效研究: ［学位论文］. 广州中医药大学, 2009.

［49］ 李振. 脏时相调法针刺治疗产后缺乳. 长春中医药大学学报, 2016, 32（1）: 139-141.

［50］ 伏秀霞. 快速针刺配合推拿治疗产后缺乳疗效观察. 中华全科医学, 2011, 9（6）: 923-924.

［51］ Luo Q, Hu Y, Zhang H. Effects of point massage of liver and stomach channel combined with pith and trotter soup on postpartum lactation start time. J Obstet Gynaecol, 2017, 37 (7): 872-876.

［52］ Meng S, Deng Q, Feng C, et al. Effects of massage treatment combined with topical cactus and aloe on puerperal milk stasis.Breast Dis, 2015, 35 (3): 173-178.

［53］ Ahn S, Kim J, Cho J. Effects of breast massage on breast pain, breast-milk sodium, and newborn suckling in early postpartum mothers. J Korean Acad Nurs, 2011, 41 (4): 451-459.

［54］ Witt AM, Bolman M, Kredit S. Mothers value and utilize early outpatient education on breast massage and hand expression in their self-management of engorgement. Breastfeed Med, 2016, 11: 433-439.

［55］ 钟宇富. 按揉少泽穴治疗产后缺乳的研究：［学位论文］. 广州中医药大学，2014.

［56］ 郑贵真. 针刺治疗产后缺乳的临床研究：［学位论文］. 广州中医药大学，2015.

［57］ 谢娴. "米酒鸡"食疗方对产后缺乳母鼠的催乳机制研究：［学位论文］. 广州中医药大学，2015.

［58］ 方方. 不同时段穴位配合乳房按摩对促进乳汁分泌和母乳喂养的临床疗效研究：［学位论文］. 南京中医药大学，2015.

［59］ 陈畅. 特定腧穴拔罐结合针刺辨证治疗早期乳痈的临床研究：［学位论文］. 河北医科大学，2012.

［60］ 刘利锋. 针刺配合推拿治疗乳痈的临床疗效观察：［学位论文］. 山东中医药大学，2012.

［61］ 张丽莉. 手法排乳治疗乳汁淤积引起的急性乳腺炎疗效临床观察：［学位论文］. 黑龙江中医药大学，2012.

［62］ 李娜. 临床本科教学标准化操作规程的构建：［学位论文］. 大连医科大学，2018.

［63］ 齐桂. 中医临床护理标准体系构建—中医临床护理标准体系表的研制：［学位论文］. 湖北中医药大学，2012.

［64］ Micheal Hammer, James Champy. Reengineering the Corporation: A Manifesto for Business Revolution. New York: Harper Collins, 1993.

［65］ 韩小燕. 中医内外法联合治疗郁滞期外吹乳痈的临床研究：［学位论文］. 山西省中医药研究院，2016.

［66］ 曾红如. 产后不同时间段行乳房按摩对母乳喂养的影响. 国际护理学杂志，2016, 35（3）: 349-351.

［67］ 李娉霞. 产后乳房按摩最佳时间及其对母乳喂养的影响. 护士进修杂志，2014, 29（4）: 358-360.

［68］ Meng S, Deng Q, Feng C, et al. Effects of massage treatment combined with topical cactus and aloe on puerperal milk stasis. Breast Dis, 2015, 35 (3): 173-178.

［69］ 刘静. 产后康复治疗仪与人工乳腺按摩对产后乳房肿胀的影响比较. 中华现代护理杂志，2010, 19（16）: 2279-2280.

［70］ 国家中医药管理局. 中华人民共和国中医药行业标准：中医病证诊断疗效标准. 北京：国家中医药管理局，1995: 249.

［71］ 张韶峰. 半刺配合按摩法治疗肝郁气滞型产后缺乳的临床研究：［学位论文］. 河北医科大学，2012.

［72］ 郑娟娟，陆萍，赵毅. 推拿手法治疗产后缺乳的研究. 中国针灸，2009, 29（6）: 501-503.

［73］ 朱云飞，刘玉玲，全小明. 穴位按摩在产后缺乳产妇中的应用研究. 中国针灸，2018, 38（1）: 33-37.

［74］ 马祥君. 哺乳期急性乳腺炎四级预防方案的可行性. 中国妇幼保健，2010, 25（17）: 2335-2336.